天下文化
BELIEVE IN READING

根治飲食

0-18歲成長學習關鍵食育篇

59 種兒童青少年疾病

×

130 種生長發育問題
全面預防療癒對策

賴宇凡———著

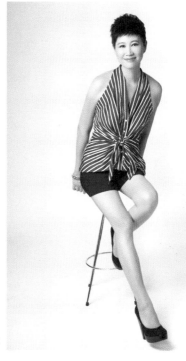

BGH 189

自序｜
相信孩子的身體

你的孩子並不弱。孩子身體裡的自癒能力，是最為神奇的。

但是，你必須要相信它。

我原本在美國的學校當心理諮商師，在私人的心理門診中，偶然發現幾個最嚴重的憂鬱症病患都是吃全素，這才轉進了自然醫學的營養領域。在學校當諮商師最大的感悟是，孩子不管遇到什麼困難，都有無比的潛力能夠克服困難；而孩子身體裡內建的自癒能力，亦是如此驚人。

可是，我們卻常常不相信孩子能做到。

因為不相信，所以反覆用各種手段打斷痊癒過程。原本，孩子的身體能夠克服困難，自我痊癒後而變得更堅強。但是，痊癒過程被打斷後，身體由於沒有機會鍛鍊克服困難的技能，因此愈來愈不懂得如何抵禦外敵，顯得愈來愈弱了。

這並不是因為孩子的本質是弱的，而是因為沒有給予孩子的身體足夠的練習，所以顯得弱。在學校當諮商師這麼多年，我其實沒見過弱的孩子，只見過弱的大人。因為大人的軟弱，不敢相信孩子的自癒能力，而總是過度介入打斷孩子自身的運作。

其實，孩子生病，並不是要告訴你，你的孩子是弱的。孩子生病，只是要告訴你，孩子的環境裡有缺乏。如果孩子的環境是對的，吃得對、睡得好、陽光下

跑、水喝夠、懂得排解壓力，那麼孩子即使短暫生病，也能夠克服痊癒。

當初我從心理走向營養，選的是自然醫學這一條路，主要是因為自然醫學以天然食物營養為「藥」，去啟發身體裡的自我痊癒能力。用天然元素去支援，是因為當身體生病時，它缺的不會是化學元素，它缺的是全面的營養生化支援。因為缺乏，所以有症狀；這些症狀提醒我們，協助孩子把所需的補全。

因此，這本書按不同的症狀，用最新研究去分析它背後的匱乏，然後再用最天然根本的方法，去支援孩子的匱乏，給予身體啟動自癒能力所需的力量，協助孩子打勝仗。比如，最新的研究發現，貧血並非只是缺鐵這麼簡單，補鐵常常造成更嚴重的缺鐵。常常，孩子的鐵不足，是因為孩子無法消化鐵質，因而無法吸收。這時孩子真正需要的支援，便不是外加更多的鐵；孩子真正需要的支援，是消化。

又比如，最新研究告訴我們，食物過敏症狀雖是過敏源引發的，但是過敏這個病的根源其實是腸漏引起的。所以，一味的在孩子的飲食裡移除過敏源，只能治標不能治本；過敏要根治，必須從痊癒腸道做起。

再舉例，我們現在知道，尿其實並非無菌，所以泌尿道感染，常常是自身菌種生態失衡造成的，不停的殺菌於事無補，平衡菌種生態才能夠終結反覆的發炎。我們現在也知道，牙齒會蛀並不只是細菌繁殖過量，而是淋巴調節不力，使得菌能從牙齒上的小洞入侵牙質小管造成蛀牙，所以拚命刷牙或使用殺菌漱口水，常常擋不住蛀牙。

新的研究照亮了疾病背後的成因，為我們指引了新的治療路線。

這本書一直到編輯要截稿之前，我還在那裡塗塗改改、加這加那，極度為難我的編輯。一開始以為是因為我想反覆確認研究，後來才發現是捨不得把筆放下。這本書，是我的第十本書，也將是寫作生理主題的最後一本書。近十年與讀者並肩走在一起，我有幸受邀參與大家的痊癒過程，將均衡飲食發展成一套完整的「根治飲食法」。有一些家庭裡的孩子，我是從小學一路看到大學，我想，與

讀者這一份情感的連結，就是書稿遲遲不想交出的最重要原因。

如果你剛剛加入根治飲食這個大家庭，誠心歡迎你。希望在你闔上這本書最後一頁時，能夠讓你相信，孩子其實很強大。

我祝願所有孩子的自癒能力，都能夠愈練愈強，讓爸媽們能夠真正享受孩子成長所帶來的樂趣。

最後，我想謝謝廣大讀者的支持，謝謝你們陪伴我走了這麼多年，我真的會很想念你們。我想你們知道，It's not an ending, it's just the beginning......，真的好愛你們！

愛你們的 宇凡

2019 年春

目錄

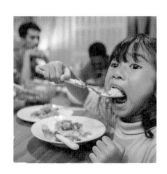

PART 1　孩子應該怎麼吃？

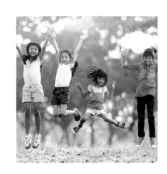

PART 2 孩子這些病是怎麼來的？
該怎麼改善？

*如服用任何保健品，務必諮詢專業醫師，審慎評估是否會與正在服用的藥物衝突。

PART 1 | 孩子應該怎麼吃？

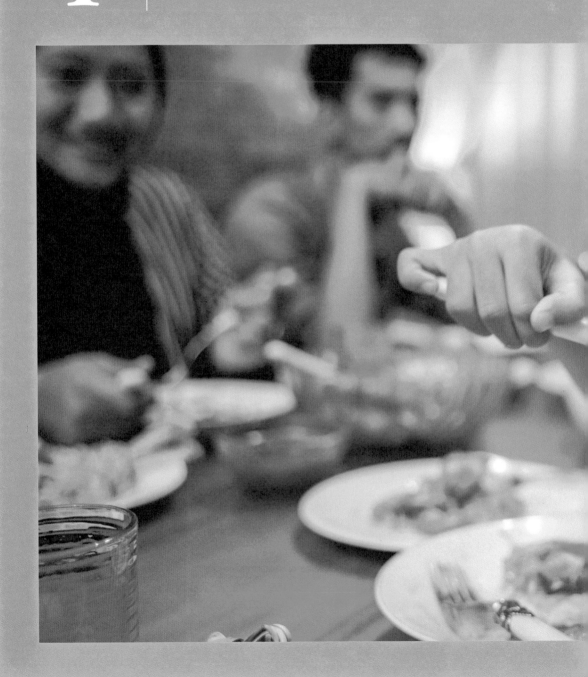

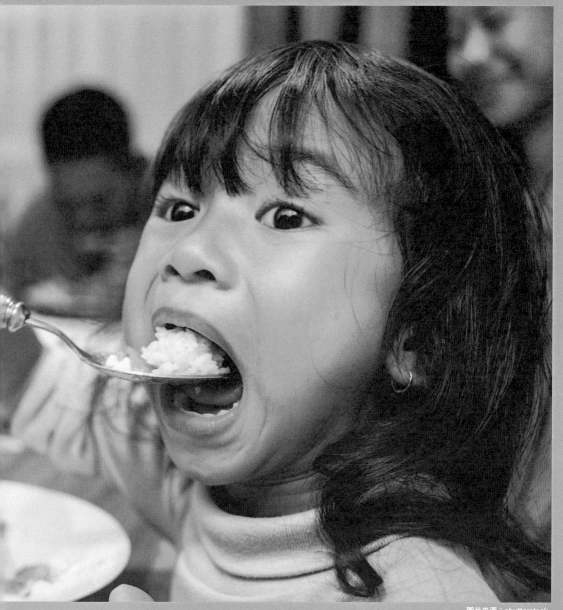

孩子斷奶後，做父母的除了關心孩子要怎麼教之外，最傷腦筋的應該是到底要給孩子吃什麼，他們才能健康快樂的成長？

　　為什麼我們為孩子的吃這麼傷腦筋呢？那是因為孩子成長時，長腦長四肢，各種器官發育成熟的原料，全部來自於食物。所以，為孩子選對食物，就會成為他們成長的能量和營養；但如果吃錯了，就會生病！

1｜食物配得不對，吃得再好也得不到營養

　　大部分家長爲了要給孩子最好的，都很在意孩子吃的是不是有機食物？有沒有農藥？化學成分多不多？

　　食物要有營養，孩子才可能得到營養。但是，孩子要得到營養，首要條件是飲食組合要正確；如果飲食組合不正確，反而會流失營養。

　　比如，這是某幼兒園的下午點心，白稀飯配肉鬆：

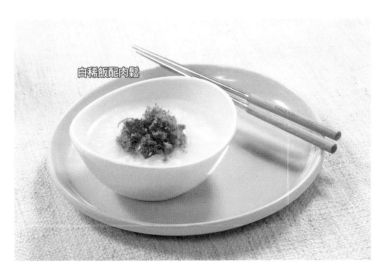

白稀飯配肉鬆

白稀飯配肉鬆就像糖上加糖，別忘了外面賣的肉鬆大多數都有加糖（此爲重製示意圖。泰坦攝影）。

即使這白稀飯是用有機米去煮，肉鬆是用上好肉去做，這一餐吃下來，孩子流失的營養依舊大於吸收到的營養。為什麼會這樣呢？

那是因為，一碗白飯含有這樣多的天然糖分：

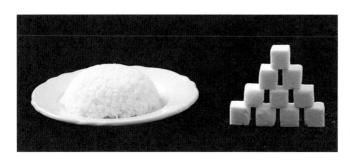

46 克白飯，含糖量＝ 10 顆方糖（作者提供）。

如果那一餐沒有足夠的油脂和蛋白質（肉、蛋或植物性蛋白質），這些糖分就會快速分解，被身體吸收。糖快速衝進孩子的身體裡，一開始孩子精神會很好，還可能會很 high，但糖分過高對身體是有危害的，所以身體必須快速的讓糖結合一些元素，才能夠離開血液；這些元素，就是營養。這就是為什麼，如果飲食組合錯誤，一餐下來不但營養沒吸收多少，反而使得營養流失更多。

再來看看另一所學校蔬食日的菜單：燕麥飯＋紅燒百頁＋茄汁豆包＋青江菜＋芋頭西米露。

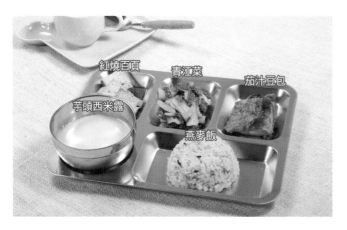

紅燒百頁　青江菜　茄汁豆包　芋頭西米露　燕麥飯

這是一所學校蔬食日的菜單：燕麥飯＋紅燒百頁＋茄汁豆包＋青江菜＋芋頭西米露，其中只有百頁和豆包勉強有一點植物性蛋白質，但卻是加工食品；而燕麥飯、芋頭西米露，全都是高糖食物（此為重製示意圖。泰坦攝影）。

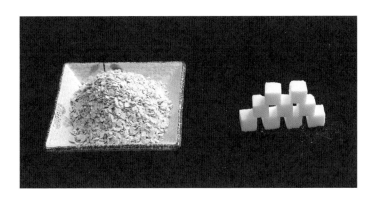

50 克不加糖燕麥，含糖量
＝ 9 顆方糖（作者提供）。

一碗燕麥大約 50 克，含有 9 顆方糖的天然糖分。芋頭的天然糖分也不少，一杯芋頭大概有 10 顆方糖左右的天然糖分。這一整套餐裡，只有百頁是植物性蛋白質，但油脂很少而且是加工食品，其他則是青菜和含有高糖的燕麥飯、芋頭西米露，卻沒有足量的蛋白質和油脂能夠減緩糖分分解的速度。孩子吃了這一餐，身體為了要讓糖趕快離開血液，而必須牽絆一大堆重要營養從體內流失。

底下是很著名的一組台灣小學營養午餐，讓英國學生羨慕得 PO 上網。但如果仔細看，這一餐真正的蛋白質只有酸辣湯裡的肉絲和洋蔥炒蛋裡的蛋（可見英美學生在學校吃得多貧乏）。這樣的蛋白質含量，不可能平衡一碗含有 10 顆方糖天然糖分的白飯。所以，即使這一餐菜色很豐富，比例卻還是嚴重失衡；血糖震盪時，糖太多使得血

讓英國學生羨慕得 PO 上網的台灣某小學營養午餐，其實非常不均衡（此為重製示意圖。泰坦攝影）。

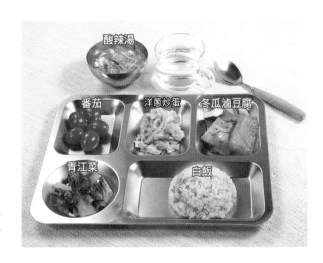

糖上升太快，身體爲了要平穩血糖，必須犧牲更多營養去調節。

　　吃這一餐的學生，只能短暫得到能量，但是很快就餓了。飲食組合搭錯了，雖然填飽肚子，事實上不但得不到營養，還會流失大量營養；同時，能量與精神也無法平穩。

2 | 小孩太 high
必定也會鬧

為什麼小孩吃過多糖不好？哪裡不好？

其實，糖是我們身體的主要能量來源，身體的運作主要是靠燒糖來維持生命，就好像電是讓電器運作的能源一樣。但如果電的供給不穩定，一下多一下少，電器就很容易壞掉，這就是為什麼我們在重要電器上頭裝電壓調節器。糖，就是身體的電；糖太高或太低時，人的身體也會壞。這就是為什麼，小孩吃太多糖會「壞掉」。

小孩吃太多糖，就像電太多，咻的衝上去，high 得不得了，不過動都不行。但是燒糖就像燒紙，一下就燒完了，燒完就沒電了；沒電身體不能運作，這時孩子全身不舒服，就會開始鬧，不管大人怎麼安撫都沒用，那是因為孩子身體裡有東西正在被破壞，會很難受。

問題是，大家只知道巧克力、糖果、蛋糕裡有糖，卻不知道，很多我們認為「很健康」的食物裡也含有糖。

比如，以下這一套學校營養午餐主食是玉米雞蓉燴飯，飯是高糖食物，一碗飯大概有 10 顆糖的天然糖分，100 克的玉米差不多有 15 顆方糖的天然糖分，再加上兩片西瓜大概有 5 顆方糖的天然糖分。這一餐吃下來，30 顆方糖量跑不

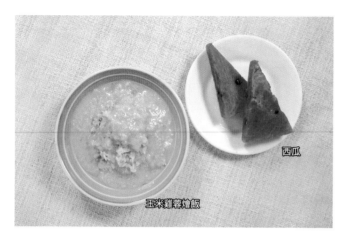

台灣某學校營養午餐：玉米雞蓉燴飯＋西瓜。

這一餐中，玉米、飯、西瓜都是高糖食物，只有一點點雞蓉是蛋白質，非常不均衡（此為重製示意圖。泰坦攝影）。

掉，卻沒有多少肉。但是，肉裡頭的油脂和蛋白質就像是電壓調節器一樣，如果沒有油和蛋白質，卻吃那麼多糖，身體裡的電就會一下太多、一下又太少，最後身體被搞壞了。

3｜吃得不均衡、順序不對，也是白搭

　　孩子正餐吃不到甜的，大人就會想在點心時間補償孩子。其實，身體吸收營養的方式是先進來的馬上分解，並不是到了晚上再把一整天吃過的東西到處分配。現在吃甜，不會等到後來再分解，而是馬上化解成糖，對身體立即造成影響。所以如果不是餐餐均衡營養，就算吃得再好也是白搭。

　　這是某幼兒園的下午點心：果醬吐司＋牛奶。標榜的是有機果醬，以及天然發酵麵包。

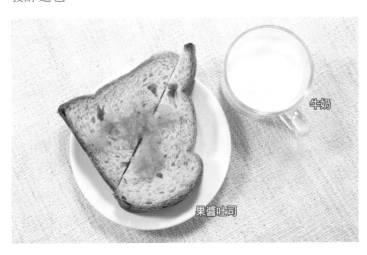

台灣某幼兒園下午點心：
果醬吐司＋牛奶。牛奶裡
的一點點蛋白質，根本不
足以平衡麵包與果醬裡的
糖分（此為重製示意圖。
泰坦攝影）。

但是，麵包的天然糖分含量是這樣的：

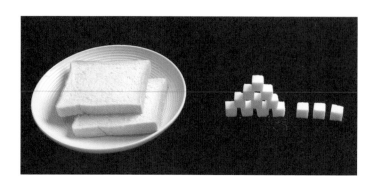

兩片吐司約 74 克，天然含糖量＝13 顆方糖（作者提供）。

果醬的含糖量是這樣的：

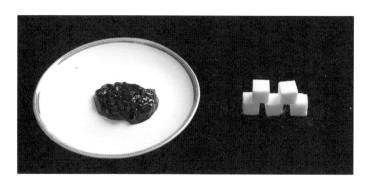

30 克果醬，天然含糖量＝5 顆方糖（作者提供）。

這一餐裡，牛奶裡只含有少量蛋白質，如果是低脂牛奶，就連油脂都沒了。可以說，孩子空腹吃這一餐，基本上沒有任何「調節器」，這麼多糖快速衝進孩子體內，把能量機制搞亂。

又或者我們心想，餐前吃水果比較好吸收，就在正餐前給孩子切一盤水果。水果糖分含量是這樣的：

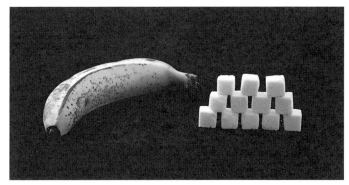

一根 105 克香蕉，天然含糖量
＝12 顆方糖（作者提供）。

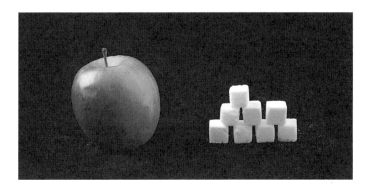

一個 288 克蘋果，天然含糖
量＝8 顆方糖（作者提供）。

　　孩子先吃水果，才吃正餐的肉，水果的糖先進去先分解，肉是後來進來的，沒辦法幫忙拉住、調節快速進入血液裡的糖。最後，快速升高的糖，就要把孩子的能量機制弄壞掉。

4 | 並不是鹹的東西
就沒有糖

　　以前我還沒有學營養時，並不是很懂哪些食物有糖。有一天，我媽媽跟我說她得了糖尿病（現在她已痊癒），我想糖尿病是會遺傳的，那我要小心一點。那時，我女兒每天晚餐前都會吃巧克力餅乾，那天，我把她手裡那包巧克力餅乾搶走，跟她說，我們家有糖尿病遺傳基因，不要再吃甜食了。接著，我給她一包洋芋片。一包100克的洋芋片裡的天然糖含量，大概是10顆方糖左右。也就是說，並不是東西做成鹹的就沒有糖。

　　這是幼兒園的下午點心葡萄乾疙瘩，標榜的是有機葡萄乾和有機麵粉。

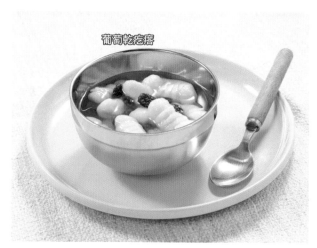

葡萄乾疙瘩

台灣某幼兒園下午點心：葡萄乾疙瘩。
這是一道鹹的點心，但不表示它不含高糖。麵疙瘩幾乎全是糖，葡萄乾也是高糖，加在一起給孩子空腹吃，還覺得是「健康低脂」的點心（此為重製示意圖。泰坦攝影）。

　　葡萄乾是天然食物，麵粉也沒有亂加東西，但這兩個天然食物加起來，就是這麼多糖：

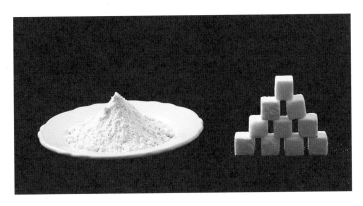

54 克麵粉，含糖量＝10 顆
方糖（作者提供）。

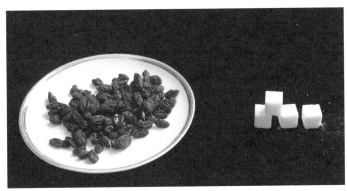

50 克葡萄乾，含糖量＝4 顆
方糖（作者提供）。

　　這道葡萄乾疙瘩雖是鹹的點心，卻是高糖食物。

5｜空腹吃水果和點心，很難不累

　　瀏覽學校的營養午餐菜單，已經夠讓人心驚，如果再好好看看孩子在學校都吃什麼下午點心，就更讓人擔心了。

　　吃完午餐後過了幾個鐘頭，孩子這時累了，就像汽車需要加油一樣。但如果這時加錯油，孩子只能短暫得到能量，卻無法持久的提振精神。

　　比如，下午點心來一份地瓜綠豆湯，地瓜和綠豆多麼營養呀！

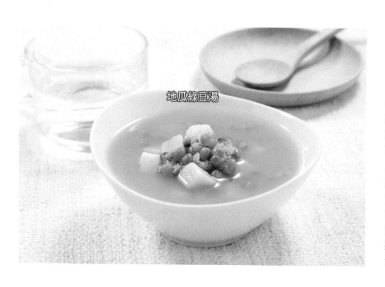

地瓜綠豆湯

台灣某幼兒園下午點心：地瓜綠豆湯。
綠豆和地瓜都是營養的好東西，但它們也都含高糖。能量＝血糖，因此這個下午點心若不搭配含有蛋白質和油脂的食物一起吃，血糖很快高升又會重重落下，就能夠把孩子平穩的能量整個震垮（此為重製示意圖。泰坦攝影）。

但是，一條地瓜有這麼多天然糖分：

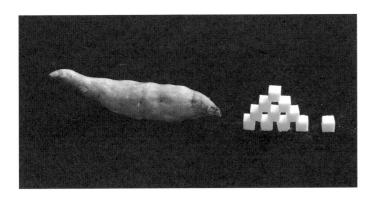

一條 222 克地瓜，天然含糖量＝11 顆方糖（作者提供）。

而 100 克綠豆就有 11.5 顆方糖的天然糖量，地瓜綠豆兩種食材加起來，一小碗地瓜綠豆湯大概 10 顆方糖跑不掉。如果為了好吃，讓小朋友喜歡，可能還會額外加糖。

或者，吃點心時只吃水果，因為水果被公認為「健康」又「低脂」。

要是下午點心來一串這樣的葡萄，那就相當於吃進 14 顆方糖。

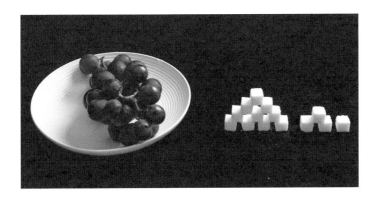

374 克葡萄，天然含糖量＝14 顆方糖（作者提供）。

由於是下午點心，表示孩子吃這些食物時是空腹的，完全沒有任何蛋白質和油脂能夠減緩這些糖進入血液的速度。所以，糖咻的一下就升高了。這時孩子們精神就來了，嘰嘰喳喳講個不停，坐不住，嘻嘻哈哈的。

　　但是，糖上升得快，掉下來的速度也快。等血糖掉下來時，孩子就笑不出來了，一個個不是臭臉，就是愛睏。

　　讓孩子空腹吃這類高糖點心，就好像加了劣質汽油，一開始車子還可以跑，但由於它不耐燒，所以一下又跑不動了。不好的汽油不但不能提供持久的能量，用久了還會把引擎搞髒、把身體弄壞。

6｜成長中的孩子， 不能只加澱粉不加肉

　　以下是同一個學校小學部和中學部的營養午餐，那天全校的菜色是一樣的（南瓜飯＋三色雞丁＋白菜滷＋螞蟻上樹＋油菜＋味噌豆腐湯）。

　　小學部的是這一份：

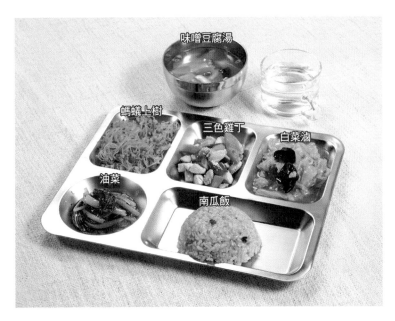

味噌豆腐湯

螞蟻上樹

三色雞丁

白菜滷

油菜

南瓜飯

台灣某學校小學部的營養午餐，蛋白質和澱粉分量是這樣，澱粉太多，蛋白質太少（此為重製示意圖。泰坦攝影）。

而中學部的是這一份：

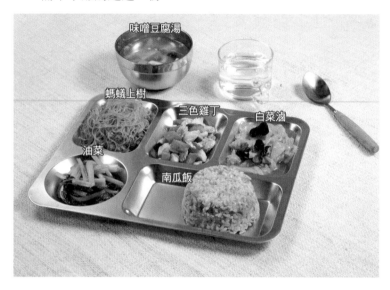

味噌豆腐湯

螞蟻上樹

三色雞丁　白菜滷

油菜

南瓜飯

中學部的營養午餐，雖然整餐分量加大了，但是蛋白質分量卻沒有增加。增加的只有米粉和飯這樣的澱粉而已（此為重製示意圖。泰坦攝影）。

　　我們可以看到，中學部那份看起來比較大，但是，加量的全是澱粉：南瓜飯、螞蟻上樹的冬粉。原本小學部那份的比例就已失衡，因為肉類太少了，而南瓜飯、冬粉這類澱粉的量太大。但是中學部的那份餐比例就失衡得更厲害了，因為肉量沒有增加，南瓜飯和冬粉量卻增加了。孩子如果餓了，在不得已的情況下，只好整份吃光，這樣吃，血糖一定大震盪。

　　中學生正在成長，要長高長肌肉，需要的是「實在」的營養。孩子成長的是「肉身」不是「菜身」，他們這時正需要肉類。然而，現在害怕吃肉吃油的文化，深深影響大人給孩子配菜的方式，讓很多正在成長的孩子吃不到肉，因而營養不良。但是，這種「營養不良」並不是來自於經濟條件或物資的不足，而是來自於我們對營養的誤解與對孩子需求的不理解。

　　在現代物資如此充足的社會，卻有很多孩子在富裕的家庭中，必須不斷請求父母給他們的飲食裡加肉。這些爸媽都會不好意思的跟我說：「我的孩子就愛吃肉。」不是孩子愛吃肉，而是他們的成長，本來就需要肉。

7 | 不管是什麼顏色， 澱粉就是澱粉， 它就是有糖

父母常常以為，小孩吃的只要是全麥、糙米、雜糧做的飯麵饅頭，那就可以多吃一點。其實，這類食物不管加工程度為何，仍然是澱粉；只要是澱粉，就是高糖。比如，一碗白飯大概含有 10 顆方糖的糖分，一碗糙米飯大概只比白飯少了 2 顆方糖的糖分。

所以，不管孩子吃的澱粉是什麼顏色，澱粉就是澱粉，都含有高糖。吃多了，都會把身體搞壞。

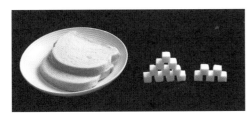 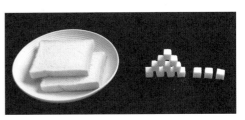

右圖的是白麵包，size 小一點，左圖是全麥麵包，size 大一點；由於它大一些，一下子，全麥麵包的糖分反而高過於白麵包了。

所以，並不是只要孩子吃的是全麥、雜糧、糙米，分量就可以隨便。只要有澱粉，它就有糖，還是必須顧慮到那一餐的飲食組合。

8｜少油×少鹽＝
少腦×少荷爾蒙

　　十多年前美國國會派我到中國做心理研究，我請了一個阿姨為我們做菜，她挑選的雞做出來的湯都油得半死。我那時很胖，超怕吃油，飲食嚴格遵守少油少鹽的原則，所以我看到湯裡有油，就忍不住要把油撈乾淨。阿姨見狀，把我撈出的那碗油倒回湯裡，她說：「你的孩子在長腦，怎麼能不吃油呢？」我心想，到底是誰懂腦呀！但帶著油的湯實在是太香太好喝了，我就想，等回到美國再減肥好了。

　　後來我才知道，我們的腦子有 60% 是膽固醇，孩子在長腦時，真的需要油脂！不只如此，最重要的性荷爾蒙始祖原料，就是膽固醇。

　　所以，當孩子的飲食油脂不足時，腦結構成長以及荷爾蒙生成都會受到影響。除此之外，維他命 A、D、E、K 都是親脂類的維他命，如果油脂不足，它們的工作全都要受到阻礙。

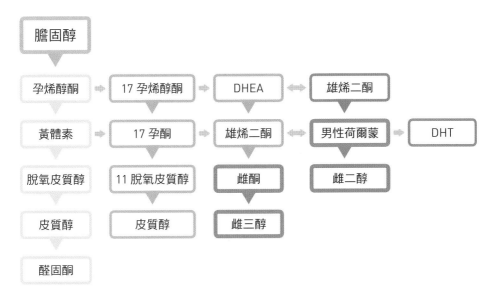

這是性荷爾蒙的轉換途徑，我們可以看到，性荷爾蒙（男性荷爾蒙、雌酮、雌三醇、雌二醇）的始祖原料，其實就是膽固醇。

9 | 孩子是肉身做的，
需要全面的營養

　　大部分父母都被灌輸一種觀念，認為蔬菜比肉營養，所以孩子應該要多吃菜、少吃肉，因此學校普遍推行蔬食日。

　　這其實是錯誤的觀念。事實上，肉和菜含有不同的營養；肉和菜都要吃，營養才可能全面、完整。

礦物質成分的比較					
營養成分（毫克）	生綠花椰菜	黃豆	帶皮烤雞	牛肉	豬肝
鈣（牙、骨）	47	59	12	6	10
鐵（血）	0.73	1.31	1.26	1.78	17.92
鎂（肌肉）	21	60	20	16	14
磷（牙、骨）	66	135	179	129	241
鉀（心臟／血壓）	316	355	211	193	150
鈉（血壓）	33	10	73	32	49
鋅（免疫）	0.41	1.04	1.45	5.02	6.72

　　從上面的表中我們可以看到，植物的鈣質含量比肉高。但是，鈣要有維他命

D 才能吸收，如果我們再看看下圖，就會發現植物性食物裡維他命 D 都是 0，但是各種肉裡都有維他命 D。所以，想要吸收青菜裡頭的鈣，孩子必須要吃肉。

其實，大部分的礦物質和維他命都有非常相似的關係；也就是說，想要營養吸收得全面、吸收得好，菜和肉都要吃，不應該捨棄任何一方。

維他命成分的比較					
營養成分	生綠花椰菜	黃豆	帶皮烤雞	牛肉	豬肝
維他命 C（毫克）（免疫）	89.2	8.3	0	0	23.6
維他命 B_1（毫克）（減壓）	0.071	0.205	0.057	0.036	0.258
維他命 B_2（毫克）（能量）	0.117	0.063	0.143	0.082	2.195
維他命 B_3（毫克）（心臟）	0.639	1.092	7.418	1.495	8.435
維他命 B_6（毫克）（腦部化學）	0.175	0.105	0.35	0.136	0.570
葉酸（微克）（腦部成長）	63	80	5	18.67	163
維他命 B_{12}（微克）（造血功能）	0	0	0.27	0.87	18.67
維他命 A（IU）（視力、皮膚健康）	623	40	83	23	17997
維他命 D（IU）（吸收鈣質）	0	0	5.67	4	1.05
維他命 E（IU）（神經與肌肉協調）	0.78	0.21	0.46	0.48	1.41
維他命 K（微克）（血管健康）	101.6	70.5	0.34	1.6	355

資料來源：美國農業部農業研究服務處（United States Department of Agriculture Agricultural Research Service）[1]。

　　由於孩子是肉身做的，所以很多營養元素雖然植物和肉裡頭都有，但是兩者在我們體內的轉換情況卻是不一樣的。比如，生花椰菜和豬肝裡都有高量的維他命 A，但是，植物裡的維他命 A 是 β-胡蘿蔔素（beta-carotene），它在人體內必須要經過一道手續才能轉成視黃醇（retinol），而人的眼睛可以使用的是視黃醇，並不是胡蘿蔔素。

　　除此之外，有些營養肉裡頭有，植物裡頭卻沒有，例如前面提到的維他命 D，還有維他命 B_{12} 就只有肉裡有，植物的維他命 B_{12} 都是 0。所以如果孩子只吃植物性食材，就無法取得維他命 B_{12} 這個重要的造血元素；如果這個元素缺乏，臉色和唇色就容易蒼白。

　　曾經有讀者問我：牛只吃玉米和草，為何長那麼壯？

　　人和牛是不同的物種（species），我們和牛吃同樣的東西，出產的東西卻是不同的。這樣比較，就好像把蘋果和香蕉拿來比較一樣。

　　雖然豆類也有蛋白質，但是，植物性蛋白質稱為不完全蛋白質，因為它沒有我們需要的所有蛋白質種類。可是，每一口肉裡，卻都有完全蛋白質，也就是只要有吃肉，就可以吃到我們需要的所有蛋白質種類。由於神經傳導素是蛋白質做的，所以蛋白質種類吃得不夠全面，人就很容易憂鬱、孤僻，或出現神經方面的問題。

　　基於以上原因，孩子應該要吃肉。從上頁的營養元素對照表可以看得出來，最營養的食物是像豬肝這樣的內臟。這就是為什麼動物捕獵時，最先吃的也是心和肝這樣的內臟。由於內臟的營養如此豐富，孩子在成長時，內臟也應輪著吃。

10｜怎麼為孩子 準備三餐？

為孩子準備三餐的原則

● 餐餐有肉

　　孩子是肉身做的，因此，當他們正在成長時，應該餐餐有肉。肉類提供了孩子肌肉成長的重要元素，同時也是神經傳導素的來源，比如血清素、褪黑激素等。有了肉，神經系統才能正常運作，孩子的腦神經才能長得好，情緒平穩，睡眠有品質。

● 常常有骨頭湯

　　以正確方法熬出來的骨頭湯，充滿了豐富的礦物質。礦物質，就是建構孩子骨骼的原料。所以想要孩子骨頭長得好，就應該常常給孩子喝骨頭湯。

　　記得，礦物質必須遇酸才能分解，所以煮骨頭湯時，一定要先加一茶匙到一湯匙的酒或酸類（像是醋），骨頭裡的礦物質才能被釋出（骨頭湯做法，參見《根治飲食帶你遠離慢性病》第 255 頁）。

● 原形食物少加工

原形食物，就是保有食物原來的樣子，比如五花肉、牛排、整條魚、大腸、蝦、蘋果、橘子、海鹽／岩鹽……等等。加工食品除了像洋芋片這類零食外，還有熱狗、香腸、貢丸、加工火腿、果汁、精鹽、麵包、麵條……等等。

每一次食物經過加工，都要流失一些營養。所以，想要孩子吃到最有營養的食物，就盡量用原形食物做菜。原形食物由於營養豐富，只要一點簡單的調味就風味十足。讓孩子從小就愛上原形食物的味道，長大了就不會對加工食品上癮。

● 用對油做菜

油脂，對孩子的成長來說太重要了！不管是明目護眼、皮膚光滑、腦部發育，它都大大的參與。那我們該用什麼油做菜呢？由於每一種油脂的營養不盡相同，所以各種油最好輪著吃，而且有時吃植物油，有時吃動物油。

那麼，怎樣才是用對油呢？

要用什麼油，端看你做什麼菜。如果是高溫熱炒、煎炸類的菜，適合用飽和脂肪酸高的油，比如椰子油、豬油、牛油、羊油、雞油、鴨油、鵝油、奶油等等。這類油不怕光、不怕氧、不怕熱，即使暴露在空氣裡或高溫加熱也不會壞。如果你要做生菜沙拉，或是低溫炒，可以用單元不飽和脂肪酸高的油，比如橄欖油、苦茶油、麻油等。這類油比起飽和脂肪酸怕光、怕氧、怕熱，但如果是冷壓萃取，再以隔絕光線的暗瓶保存，也是很好的做菜用油。

還有另一種油，也是孩子成長非常需要的，那就是多元不飽和脂肪酸高的油，比如葵花籽油、葡萄籽油。多元不飽和脂肪酸高的油很怕光、很怕氧、很怕熱，所以通常一從種子萃取出來，就已經壞掉了。你想想，帶殼葵花籽放在桌上兩個星期就發出油耗味了，怎麼能裝瓶用上個把月呢？所以，要攝取這類油，最好直接吃新鮮、帶殼的種子，才能吃到新鮮的油脂。

要檢查做菜的油用對了沒，最簡易的方法，就是用熱抹布擦抽油煙機。熱

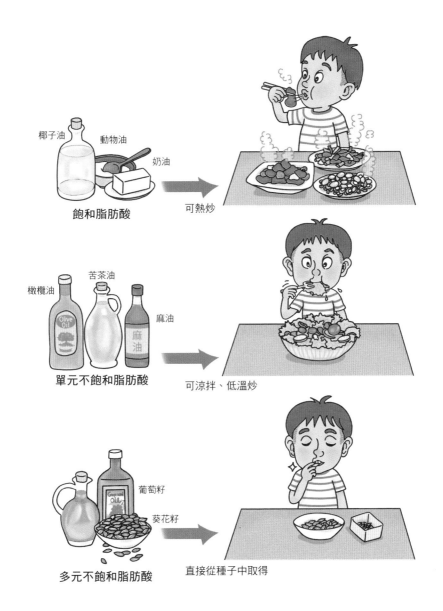

椰子油　動物油　奶油
飽和脂肪酸　可熱炒

橄欖油　苦茶油　麻油
單元不飽和脂肪酸　可涼拌、低溫炒

葡萄籽　葵花籽
多元不飽和脂肪酸　直接從種子中取得

三種重要的油脂（飽和脂肪、單元不飽和脂肪，以及多元不飽和脂肪）各有特性，所以使用方法應有所不同。

飽和脂肪不怕光不怕氧不怕熱，可以油炸煎炒。單元不飽和脂肪比較怕光比較怕氧比較怕熱，只能低溫烹調或涼拌。多元不飽和脂肪怕光怕氧又怕熱，一出殼就很容易耗掉，應直接吃種子，確保新鮮。

抹布一擦油就掉，表示用對油了；熱抹布擦不掉，要用刷的才會掉，那一定用錯油了。如果用錯油做菜，孩子的膽汁就會跟那濃稠的油一樣；由於膽汁是油脂做的，當油用錯了，膽汁也會出問題。膽汁是肝臟製造的，如果膽的膽汁太濃稠而堵塞了膽，那肝臟必定堵塞；肝一旦堵塞，孩子的排毒機制就出問題，會出現很多症狀。

● 各種食物輪著吃

大家常常一聽說什麼食物好，就拚命的吃那個食物。其實，每一種食物裡的營養都不同，所以，只有隨著季節輪著吃各種各樣的天然食物，我們才可能得到全面均衡的營養。要不然，天天吃一樣的食物，最後就會長期缺某種營養，到後來產生疾病。

很多父母覺得孩子小，不懂得吃、不懂得享受風味，所以每天都準備一樣的食物，然後抱怨孩子都不好好吃飯。可是，孩子一去外面吃，胃口就變好。

如果你們家也有這樣的問題，那就要檢視一下，是不是菜色種類太單調了。每天早餐一個樣、每天便當一個樣，每天晚上就那幾種青菜，肉的做法永遠一樣，要不就老是紅燒，要不就老是煎炸，沒有變換。食物種類單調，人就很容易沒胃口。

11｜根治飲食幫助孩子 成長和學習

　　孩子正在快速成長，能量的供給一定要時時足夠，沒有能量，如何成長呢？由於持久的能量是成長的基石，這就是為什麼，根治飲食是孩子成長階段最好的選擇。

　　根治飲食講究均衡；因為均衡，所以能量供給穩定。吃根治飲食的孩子，最大的特徵是平靜淡定，那是因為能量沒有大起大落，不像飲食不均衡的孩子那樣，一下超 high，一下又超累超鬧。

孩子施行根治飲食 的方式

● 每餐的糖不超過肉的一半

　　均衡的一餐應該像這張照片，有肉有青菜；而含有澱粉、糖的食物，目測不超過肉的一半。如果孩子喜歡甜點，也可以

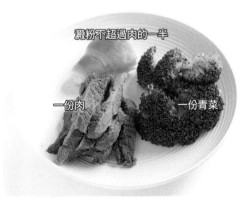

澱粉不超過肉的一半

一份肉　　　　　一份青菜

根治飲食組合中，每一餐應該有肉有青菜，澱粉不超過肉的一半。

一天其中一餐不吃麵包、麵飯，用甜點代替。我的兩個女兒都是這樣吃中餐。

　　一個正在成長中的孩子，營養午餐應該像這樣：

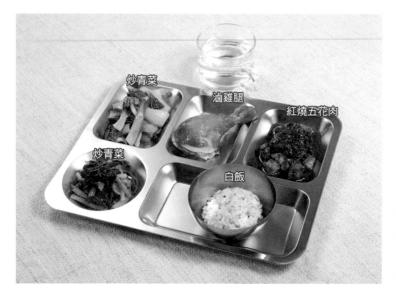

炒青菜

滷雞腿

紅燒五花肉

炒青菜

白飯

這樣的便當，才能算做是肉菜均衡、澱粉量均衡的一餐（此為重製示意圖。泰坦攝影）。

● 有糖的東西在肉之後吃

　　如果孩子要吃下午茶或零食，原則是先吃一點肉。比如，我女兒在外面喝珍珠奶茶時，一定會先點一份鹹酥雞。吃點鹹酥雞後，才開始喝珍珠奶茶，接下來就一邊喝奶茶一邊吃雞。所以，孩子不是不能吃有糖的東西，而是要教他們怎麼搭配。

● 不趕時間，多咀嚼

　　孩子從小就吃必須要好好咀嚼才能下嚥的食物，牙齒才可能健康成長。有些父母覺得孩子牙還沒長全，就老是做一些軟的東西給孩子吃，最後即使孩子牙長全了，也不喜歡咬必須要咀嚼的食物。沒有細細咀嚼，除了牙和臉部骨頭長不好

外[2]，消化也不好，最麻煩的是，孩子總是吃太快，腦子接收不到已經飽了的訊息，所以老是吃得太撐。

有些孩子不咬，不是因為食物太軟，而是因為家裡的人老是趕他。大人給孩子安排這個課、那個課，要趕去這裡再趕去那裡，中間都沒有時間好好坐下來享受一餐。不懂得享受食物，就無法跟食物好好建立關係。往後不但消化都弄壞了，也可能因為沒有跟食物建立良好的關係，而出現厭食或暴食問題。

● 多喝水少喝糖飲

現代孩子最大的死穴，就是糖飲。含糖飲料幾乎完全不需要消化，糖就直接吸收入體內。以這麼快的速度被身體吸收，一定會把能量機制搞壞。很多父母怕孩子喝太甜，就想，改喝健康一點的飲料好了，像是優酪乳、精力湯，但是，這類飲料如果是外面賣的，常常加了糖，或是用水果打成汁，含糖量依舊很高。

其他家長為了避免孩子喝太多飲料，就買零卡可樂或運動飲料這類含有代糖的飲料給孩子。代糖，不是天然的糖，而是人工合成的糖，它比真正的蔗糖更可怕。這個常被用於藥物中的人工糖，可能成為孩子長大後與肥胖纏鬥的主因[3]。

如果家裡什麼糖飲都不買，孩子在家就只能喝白開水。孩子從小就習慣喝水，長大在外面喝到糖飲，就會覺得太甜，喝了不舒服。這樣的孩子，即使在糖飲充斥的世界，也不會把糖飲當水喝。

如果孩子不習慣喝白開水，一開始可以在白開水裡加一點薄荷和水果「塊」（不是「汁」），讓水比較有味道。等到孩子習慣喝水了，再慢慢減去水裡加的水果塊。

根治飲食的力量——
吃得對，讓孩子從「中等生」躍升為「資優生」

Yvette 是我的讀者，她是根治飲食忠實的奉行者。由於我們倆的孩子年紀相當，多年來我和 Yvette 書信往返，漸漸成了好朋友。我戲稱，Yvette 的兒子小德是我的「女婿」。Yvette 把我們每年的通信整理好，我回頭看這些信，和大家分享飲食如何改變了小德。

小德從兩歲起被診斷出「三位一體」的過敏體質：異位性皮膚炎、氣喘和鼻炎。小德從小就是個藥罐子，抗組織胺、類固醇藥物和感冒藥，從來沒少過。而他的抵抗力超級差，每年秋冬好發的腸病毒總是中槍。Yvette 唯一的心願就是把孩子養胖養壯點，抵抗力好些，身體健康、品行良好，成績什麼的就不要強求。Yvette 還沒接觸根治飲食之前，給孩子準備的早餐是麵包、雞蛋、熱狗，就跟很多家庭一樣；Yvette 自己則是常常把水果當一餐。

根治飲食之後，Yvette 家的早餐變化就多了，煎豬排、牛排、烤雞腿、煎魚，佐以椰子油煎蛋或炒蛋，再加上一點季節蔬菜。先生和孩子下樓用早餐，Yvette 就把自己的分量裝進保鮮盒，接著梳洗準備上班。容器的選擇上，分隔式玻璃保鮮盒幫了大忙，讓肉類和蔬菜水果分開擺放，不會混雜在一起，視覺上也美觀。

大家都很好奇，準備這些菜色要很早起床吧？其實，Yvette 只用了半小時。晚餐先把食材準備好，早上 6:20 鬧鐘響、進廚房，先將肉排放到氣炸鍋烤熟，約二十分鐘完成，再打三個蛋到平底鍋，煎了蛋再炒些時蔬，偶爾點綴些水果，倒杯牛奶，便是豐盛的早餐。

Yvette 真是個願意下苦功的媽媽，我比她懶一點。我通常前晚多做一點骨頭湯，第二天早餐，在湯裡打個水波蛋，蛋好了撈起來放進碗裡，再下一把青菜和一點細麵，撈出來放碗裡後，再把前晚剩的肉放在麵和菜上，用滾燙的水去沖肉。麵也可換成前晚剩的飯。這樣一份早餐，差

不多只需要十五分鐘。能夠很快做好，是因為湯和肉前晚已調好味了。我認為，美味是重要的。

為什麼 Yvette 在做菜時很在意美觀呢？我為什麼會提到美味呢？那是因為，不好吃的食物，通常都不好看，很柴很乾、過老過焦。食物是否鮮嫩多汁都是看得出來的；食物已經不好看了，人就必定倒胃口。很多孩子不願意好好吃飯，並不是因為沒有胃口，而是因為家裡做的菜樣式單調，不好看又不好吃。

Yvette 在學校工作，她說見到阿嬤帶孫上學，在學校穿堂親手餵孫子喝下優酪乳。阿嬤完成任務滿意的轉身離開，孫子則走到圍牆邊，把含在嘴裡的優酪乳吐掉。這不算什麼，學生還會把帶來的三明治塞抽屜沒吃，放到臭酸發霉長小強，或不想吃又不敢直接丟掉的，就拿去掛在廁所門把上。

每天都吃一樣的東西，不只讓人沒胃口，由於營養沒有輪替，也因此不夠全面。所以，要為孩子準備飲食，花心思是一定要的。

還好，根治飲食因為均衡，油脂和蛋白質充足，所以不需要太複雜的調味，各種食物天然風味的交集，本身就很好吃。只要記得天天輪替食物，今天吃雞、明天吃魚、後天吃蝦，孩子就不會覺得無聊單調而倒胃口。選擇根治飲食的父母不見得在其他物質上寵孩子，但是，我們的孩子在吃這件事上，是被無比寵愛的。

小德國二的時候，有天忽然悠悠的問：「媽媽，你能幫我做便當嗎？營養午餐的肉好少（他用大拇指和食指圈起來比，強調肉真的很小塊），中午都吃不飽。」做媽的還來不及反應，小德又嘆口氣自問自答：「唉！可是你很忙，不太可能幫我做便當啦。」

什麼？吃不飽？Yvette 整個腦袋都被這三個字重擊！怎能讓發育中的青春期男孩吃不飽？她立刻想到家裡有個 500 ml 悶燒罐，如果煮排骨湯、雞湯，用罐子裝湯帶到學校搭配營養午餐的飯菜，應該能吃飽吧！

Yvette 試著做了一道帶著湯汁的黑胡椒豬柳讓小德帶到學校。哇！他可開心了，往後每天都有同學要跟他併桌吃飯，殷切的看他打開悶燒罐

分享，今天是紅燒肉、明天是蘿蔔排骨湯、後天是竹筍雞湯……有時天氣熱，用小塑膠袋裝些冰塊放在罐底當作保冷袋，再放進冰涼的滷雞腿，好吃又消暑。Yvette 把悶燒罐用得淋漓盡致，有了這個悶燒罐給學校營養午餐加菜，孩子終於吃得飽又吃得均衡了。

由於 Yvette 要做早餐又要做中餐，自己還要上班，她想到了節省時間的好方法。例如，電鍋是煮婦的好幫手。晚上睡前先把排骨湯的食材放進電鍋裡，按下開關，早上做早餐時，把湯移到瓦斯爐上加熱，再加蔬菜下去煮滾。

氣炸鍋則是早餐的好幫手，由於不像傳統烤箱需要預熱，雞腿排、魚排放進氣炸鍋裡，烤十分鐘、翻面再烤十分鐘，通常二十分鐘就能把肉類烤熟，趁這時煎蛋、炒青菜。早餐準備好時，爐上的湯也滾熱了可以裝罐。一家三口的早餐和午餐，優質的蛋白質和油脂，在半小時之內準備妥當。

國二的小德，對照起以前弱不禁風的模樣，體能強壯得多，皮膚狀況改善、氣喘不再犯，連感冒都少了。也在這個時候，小德的成績開始有了明顯躍進。

小德的成績表現原本只是中上，大約在班上第九到十名左右徘徊，而且學習態度並不積極，「我又沒有很差，這樣就好了吧！」「前三名都是妖怪啦！」（小德把成績頂尖的同學稱為「妖怪」）。Yvette 夫婦有時會為之氣結，他們並不是一定要小德考前幾名，但也不希望他劃地自限，但又逼不來。沒想到國二下學期最後一次月考，這孩子變成一匹黑馬，在全校理化分數都很低的情形下，考了八十八分。

國三時某次月考，小德這匹黑馬繼續躍進，從班上第九名，衝進前三名，衝進全校前兩百名。「你也變成妖怪了耶！」Yvette 他們偶爾這樣逗小德。小德信心大增，為了分享學習上的理解，他常常放學後帶同學回家，教同學功課，餐桌當成書桌。有次，兩個男孩子埋首解題，Yvette 在廚房做晚餐順便偷聽。

同學問：「你怎麼記得住這麼多公式？」

小德説：「你知道嗎？我們的腦有 60% 是油脂構成的，我每天都吃很多好油喔！」

當時我看到這裡，著實笑到肚痛，眼淚直流。

這時的小德，積極的學習態度和過往不可同日而語。原本談起高中志願時，這小子毫不掩飾的對爸爸説：「叫我念雄中？還不是為了你自己的面子！」沒想到，當雄中到他的學校辦理招生説明會之後，小德呈現一百八十度轉變。

「如果我的程度可以考上雄中，為什麼要去讀第二、第三志願？」

其實 Yvette 夫婦未曾要求孩子非第一志願不念，但小德卻很堅持，炎熱的五、六月，會考確定分發學校的同學們早已快樂過暑假，學校則把準備特招的學生集中起來，開放兩間大教室讓他們溫書。Yvette 和先生繼續默默的當起司機和廚娘，一個接送、一個備餐。

有天，Yvette 先生心疼的看著用功念書的孩子，問：「很多同學都在玩，你卻要這麼辛苦的讀書，會覺得不平衡嗎？」「沒關係，我又看不到。」小德簡單回答。當爸爸的欽佩不已。

從頭到尾，小德的眼裡只有明確的目標，情緒平穩，不慍不怒。Yvette 很確定這孩子營養充足，血糖平穩。Yvette 感嘆的説：「宇凡，很多人都以為我説了什麼或做了什麼，才會讓孩子變得這麼積極愛讀書。真的沒有，我能做的只是陪伴，還有煮一些營養好吃的，送到他的肚子裡。」

在媽媽營養食物的滋養下，以及小德自己的努力下，他過關斬將，達到了自己的目標，進了雄中，之後又進了台大。孩子爸爸的朋友開玩笑説是「歹竹出好筍」，紛紛問他怎麼教出來的。小德爸爸則是同一個答案：「十二年如一日，替孩子做早餐。」難怪小德的爸爸讚許且佩服 Yvette 的毅力。

我在學校從事心理諮商多年，常看到父母用各種方法，想要給孩子優勢：送補習班、請家教、送出國、賺更多的錢。但是，我沒見過有任何

方法，比起天天給孩子做菜來得更實在。畢竟，孩子在學校要能專注學習、要能過關斬將、要有耐力把這個長跑跑完，最需要的就是豐富的營養和平穩的能量。

小德是幸運的孩子，有一個決心要給他吃好的母親。我認為，這個決心是一種選擇。大部分人沒有為孩子準備吃食，並不是因為沒有錢，也不是因為沒有時間，更不是沒有簡易做菜的方法，因為現在在網路上很容易找到各種省時料理法。如果一件事是最重要的，時間一定擠得出來，錢也一定能從別的地方挪用得到，想方設法也一定辦得到。

就像 Yvette 說的：「我是職業婦女，竟然早、午、晚餐都自己煮，好累！可是這些親手做的飯菜，依照小德的形容是：「九五（汽油）加滿，車子開走。」

沒錯，我們的身體就像汽車，想要車子性能好，就不能加劣質的油。更何況，好的飲食模式帶來健康，血糖和情緒平穩，抗壓性高，對於課業壓力日趨緊迫的孩子來說，營養如同燃料一樣重要。

我小時候念過一本書，作者在一個有家廚的富有家庭裡長大，不但三餐由廚師精心烹調，放學回家還有特製的下午茶。她把每道菜寫成食譜，不只描述了那菜是怎麼做的，還描述上桌享用時那種幸福的感受。我那時就想，如果以後有小孩，即使沒有錢、沒有廚子，我也要自己做菜，讓孩子有同樣的幸福感受。

長大後做了媽，我曾經信奉少油少鹽少肉的飲食，這樣做菜真的很難吃，孩子不但沒有幸福感，而且很痛苦。後來了解了均衡飲食以及美好油脂的重要，了解了食物裡營養與風味的關係，我才知道，無油無鹽無肉的菜很難吃是因為它很不營養。此後，我敢調味、敢用油、敢吃肉後，食物的風味開始豐富了，孩子終於喜歡我做的菜了。有一天兩個女兒吃完飯後，說：「媽媽，我們看同學帶的食物，或是去他們家吃晚飯，才知道自己有多幸福。」

是呀，吃的人覺得幸福，讓做菜的人也有同樣的幸福感。這世上可以說沒有任何表達愛的方法，比做菜來得更真實可感受。

Yvette 說，過去看著體弱多病的孩子，他們只能是一對憂心的父母，隨時擔心小德過敏、擔心他氣喘、擔心他腸胃弱……根治飲食之後，不知不覺中全家都獲得健康，生活才有了品質。Yvette 感悟到：「養出健康快樂的孩子，就像是打開了上帝的禮物，這是生命中最美好的事。」

孩子的健康和學習關鍵，都在於飲食；他們吃得好不好，真的是掌握在爸媽手裡。期盼我們做爸媽的能將飲食擺在第一位，而且透過正確的飲食方法，與孩子一同感受到幸福。

12 | 父母最常遇到的孩子飲食問題

如何解決孩子常遇到的飲食問題？

● 別人給孩子錯的食物，無法掌控孩子在外面吃什麼

我們不能控制外在的環境，必須教會孩子自己拒絕不該吃的食物，教孩子如何搭配對的食物，才可能有效。但是，教育並不是越孩子的界去強制規定，規定孩子不准這樣不准那樣。我稱這樣做的家長在「撒尿」，你把尿撒在你想要孩子做的事上，孩子就一定不會去碰，因為你已經標記那是你的啦！

教育，是在尊重孩子的決定之下，把到底為什麼要這樣吃的知識教給他們。孩子的世界不是只有吃，他們也活在社群裡，也有社交要照顧。孩子吃的太不一樣，很容易就被社群孤立。所以，父母把為什麼要這樣吃的原因跟孩子解釋清楚了，就要相信他一定能想到有創意的方法，能夠在照顧社交活動，又照顧自己的情況下，去搭配食物。

比如，我的女兒念小學時到同學家，別的家長請她們吃甜點，她會跟那家人先要一個蛋，或要一點肉，自己先煎一個蛋。或者她們接受了甜點，卻只吃一兩

口，剩下的帶回家。長大了，她們在外面跟同學一起，就會自己點對的食物來搭配，不跟同學約在那種點不到肉的餐廳。健康的方法吃久了，孩子一吃錯就會不舒服。那個不舒服，其實就是一種自然的懲罰。

家長如果想讓教育有成果，最好抓住孩子做對的時候，不著痕跡的鼓勵他們。比如，你看到孩子自己帶水壺出門，就把握機會跟孩子說：「你喝水的習慣真好！」或是你見孩子自己打包的午餐很均衡，就可以讚美：「哇，你這個午餐看起來好棒！」

● 學校裡給的食物都不對

學校裡的營養午餐常常很素，澱粉很多。家長必須了解，學校提供肉夠多的餐，成本要增加很多。再加上一般人都覺得吃得素一點比較健康，所以校方實在沒有任何動力在餐點裡增加蛋白質，吃力不討好。所以，用根治飲食的標準去看學校營養午餐，大部分都不理想。

學校的營養午餐，往往是澱粉多多、蛋白質少少。學校正餐多少還有些肉，最可怕的是學校的下午點心，比如「薯餅＋決明茶」，「小海綿蛋糕＋熱牛奶」，「海苔煎餅＋美祿」，「紅豆芋圓湯」，「藍莓貝果＋麥茶」。至少這些茶飲不含咖啡因，但有些學校直接準備珍珠奶茶當下午點心。

我有一個很要好的朋友，自己開始根治飲食後，發現兒子幼兒園裡給的食物含糖量實在太高了，他決定自己給孩子準備餐盒。他的做法通常是，早餐讓孩子在家先吃一點肉，到學校再去吃青菜和澱粉。晚餐多做一份，隔天孩子可以帶去學校當午餐。

我這朋友很聰明，只給孩子帶肉，他說學校那些澱粉和青菜，都還是標榜有機食品咧，不吃白不吃。我問他，不怕孩子在學校吃太多澱粉嗎？他說，孩子在家裡已養成好習慣了，都是先吃肉才吃有糖的東西，而且孩子小小年紀已經知道哪些東西有糖，因為大人在家裡都會教育。養成了好習慣，根本不用想就會做，

一定先吃肉，會先吃肉的孩子，澱粉和糖不太可能過量，因為吃肉容易飽。有趣的是，學校發糖果零食，如果孩子不確定可不可以吃，會帶回家問爸爸。這位爸爸說，偶爾孩子也會卡一點貨，三粒糖果自己卡一粒，另外兩粒帶回家。

我這個朋友是一個很肯定自己的人，做事和說話都很有氣勢，所以他為孩子做的這個改變，其他家長都不會反感，不管其他家長做不做得到，都覺得很佩服。他說，孩子從小就有正確飲食觀念，身體比較好，頭腦也不錯。朋友說沒有必要跟別的小孩比較，因為二十年後就知道跟同學有什麼不一樣了。其實，不用等二十年，現在就很明顯。朋友觀察，這個孩子很淡定，而且有體力跟爸爸爬一整個上午的山。

朋友說了一句很關鍵的話，他說孩子很有彈性、很願意學習改變、自己照顧自己健康。通常，沒有辦法改變的家庭，不是因為學校不願意配合，也不是因為孩子不願意配合，而是因為爸媽自己也吃高糖飲食。

● 食物過軟、過小，無法練習咀嚼，骨骼成長和語言發展都受影響

我的大女兒上幼兒園時，班上有一個跟她同年同月同日生的小男生叫查爾斯，他們倆形影不離。查爾斯的爸爸每天都到幼兒園裡，幫查爾斯把學校準備的食物切得很小很小、煮得很軟很軟，才讓查爾斯吃。由於食物小到幾乎不需要咬，查爾斯就不會咀嚼了，吃什麼都會噎到。查爾斯的爸爸更緊張，把食物切得更小，查爾斯就更不會咬了。

咀嚼這個動作，其實是身體許多組織健康成長必須有的練習。咀嚼能讓臉部骨頭伸展[4]，臉部骨頭伸展夠大，未來成牙才能全長出來，不會因為有平行智齒而需要去拔智齒[5]。咀嚼除了幫助肌肉骨骼成長外，它還幫助了腦部神經系統的運作[6]。

咀嚼同時開啟了消化，因此沒有好好咀嚼的孩子，消化很難順暢健全。

我認為，咀嚼練習最被忽略的一個功能，就是語言的發展。咀嚼時，除了臉

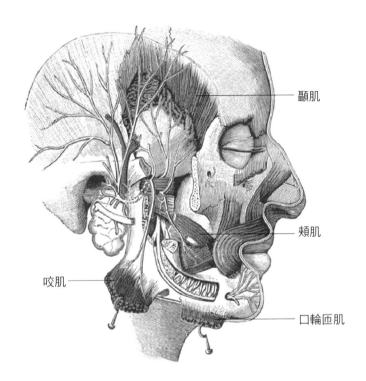

顳肌

頰肌

咬肌

口輪匝肌

臉部有如此多的肌肉和神經運作，都是透過咀嚼而刺激訓練的
（資料來源：https://reurl.cc/a4q27）。

部肌肉的訓練，還訓練嘴唇的掌控，因為嘴唇要把食物關在嘴裡面不漏出來。舌頭能在咀嚼中翻攪食物，把還需要咀嚼的食物，與已經可以吞嚥的食物分離。從嘴唇、舌頭，到控制吞嚥的軟顎，都是語言發展中最重要的部位[7]，如果孩子從小就沒有勤加練習咀嚼，長大以後很可能會影響語言的發展。

難怪那時候，全班都滿四歲的孩子，每個都嘩啦嘩啦的講話了，就只有查爾斯，還是只會那幾個字，一整天講不到幾句話。而我妹妹的兒子從小就吃根治飲食，我妹只有一次把食物打成泥給孩子吃，其他時候都是讓他自己抓自己咀嚼。這孩子雖然是男生，卻比很多女生都還要早開始講話。

● 怕小孩餓到而遷就小孩，導致小孩挑食，只吃白的東西

　　大人很怕小孩餓到，主要原因是，小孩一餓就很容易鬧。其實，會鬧的人，不是正常的餓，是那種血糖狂掉、整個世界都要毀滅的餓。這樣的餓，最明顯的症狀就是看什麼都不順眼。餓成這樣的人「盧」（台語：糾纏不休、無理取鬧）起來，是沒有道理可以講的，遇過的人都會怕。所以，大人很怕小孩餓，因為怕他會餓，就盡量遷就。不管吃什麼都可以，只要有吃，暫時不發作就好。

　　小孩如果不是正常餓，而是血糖掉很快的那種餓，是因為前一餐吃得不對：糖過量、肉過少。糖沒有肉可以拉住，衝上去速度太快，升得很高，所以掉下來的速度也快，有點像飛機降落失控那樣，重重掉下來，孩子就很難受、就盧就鬧。由於血糖太低了，現在身體最想要吃糖，所以血糖掉太低的孩子一餓起來，滿腦子想的都是糖。你不給他糖，他就跟你拚命，因為那種餓的感覺是「血糖再掉就要沒命了」。

　　這就是為什麼，餓成這樣的孩子吃東西，除了糖果、水果、甜點外，盡挑白的東西來吃：白飯、白麵、白麵包、白饅頭。因為白的東西，隨便咬兩下，就能消化成糖，提血糖的速度最快，馬上能解除那種餓得快死去的感覺，畢竟，吃肉要緩解低血糖的餓，實在太慢了。家長怕孩子餓，便遷就著讓孩子吃高糖食物，沒有要求他們先吃肉。而因為糖太多、肉太少，接下來又發生同樣的問題，進入惡性循環。

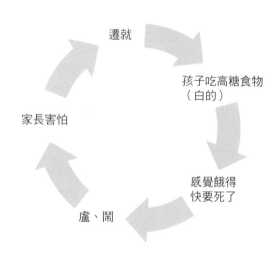

如果家長遷就孩子，讓孩子總是抓白的麵飯，孩子吃了就會更鬧，家長就更遷就……就這樣一直吃錯，進入了惡性循環。

想要導正這樣的惡性循環，必須要從導正飲食做起，也就是從減糖加肉開始。孩子肉吃得夠多，不碰太多糖，到下次餓時，血糖並不是狂掉，而是緩慢的下降，就好像平穩降落的飛機那樣，肚子可能會咕咕叫，但沒有難受的感覺。孩子不難受，就不會盧、不會鬧、不會急，這樣的孩子能夠耐心等待爸媽準備比較好的食物。

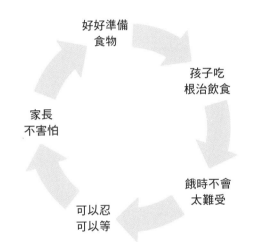

如果家長能給孩子準備均衡的根治飲食，孩子能量平穩，餓時不會太難受，就能等待不會鬧，家長可以好好準備食物……形成了良性循環。

● 怕小孩餓，規定小孩要吃多少

很多家長怕小孩餓，規定小孩一定要吃多少，弄得小孩每一餐都吃太撐，為往後的飲食失調症候群埋下伏筆。

「餓」是一種感覺，「感覺」並不是我們想像出來的，而是身體製造出來的，身體製造感覺，是為了要保護我們。就好像摸到火會燙一樣，我們感到燙，是因為身體要我們把手收回來保護自己。所以，「餓」也是一樣，會餓是因為身體要提醒我們去補充能量和營養。這個保護身體的機制，每一個人都有。

「飽」也是一種感覺，它也不是我們想像出來的，而是身體製造出來，提醒我們能量夠了，不要再吃了。身體用「飽」來提醒我們停止吃東西，那是因為吃

過量，消化器官容易受損，而且身體會把過量的食物儲存成脂肪。

如果爸媽不尊重孩子的感覺，總是在餵奶時硬餵到幾 CC，或是硬要孩子吃完規定的食物，長久下來，孩子漸漸偵測不到自己是飽了還是餓了。身體最基本的保護機制被抹滅，麻煩就大了。孩子很可能小小年紀就會出現消化症狀、胃食道逆流、打飽嗝、愛睏、胃痛、便祕、拉肚子等。等孩子長得更大了，就可能出現吃撐了都不知道要停的「暴食」，或是不知道自己餓的「厭食」。

● 怕小孩餓所以一直餵，可能導致握筆困難

孩子自己拿東西，往自己嘴裡送，是練習眼手協調的絕佳機會。很多家長怕孩子自己吃吃不好會餓，或者怕孩子吃不乾淨，所以就一直餵。大人習慣餵，剝奪了孩子重要的眼手協調成長時機[8]。孩子學習抓食物自己吃，除了練習眼手協調外，還能加強背部、手臂和手的肌肉和協調。食物抓不好，送不到要送去的地方，未來習字握筆可能比較困難。

● 以為做菜少油、少鹽方便又健康

很多家長因為自己少油少鹽，做給孩子吃時，也不用油、不加調味料。沒有油、沒有調味料的菜，真的很難吃。鹽是生命之本，天然鹽裡含有多元礦物質，遇水便是電解質，能與食物裡不同的營養產生生化的火花，這就是為什麼加了好鹽的菜，吃起來風味十足。那個風味，就是營養；有營養的東西，就是好吃，所以人人愛吃。相對的，當食物不適當調味時，是淡而無味的，沒有味道的食物，身體就不想要。我有些小兒病患一見家裡的食物就沒胃口，是因為家裡面做菜都不調味，但一出門卻是胃口大開，那是因為外面的食物調味夠，且種類夠豐富。

我也見過家長為了讓家裡沒有油煙，很少開伙，但又覺得外食不乾淨，所以就老是讓孩子吃水果。孩子不是猴子，光吃水果是營養不足的。

所以，想要孩子愛吃家裡做的菜，記得要用好油好鹽做菜。好油有豐富維他

命,好鹽則有豐富礦物質,這兩樣一齊,營養帶出好滋味,不管做什麼菜,很難不讓孩子垂涎三尺。

● 餐桌上把握時間說教和罵人

現在的孩子都很忙,家長唯一能見到孩子、好好說上話的時間,大多是在用餐時。所以,很多家長就把要教訓孩子的事情,全都堆在這個時候講。人吃飯時,如果覺得自己不安全,消化器官整個是關閉的,可能會因此沒有胃口,或是消化不良,食物無法分解完全。許多人到了成年後消化器官不好,往往是因為小時候一吃飯就感到不安全;長大後,身體存有記憶,消化依舊不好,老是吸收不良,就一直生病。

自古以來,人類聚在一塊一起吃飯分享食物,是為了幾個原因:溝通、社交、給予愛和接受愛、交換與飲食相關的價值觀、享受社群的氛圍、慶祝。一起吃飯是件愉快的事,如果難得相聚的時間卻拿來教訓人、罵人,不但孩子的消化要受阻,親子情感也會受阻。

如果真要把握機會,在餐桌上教育孩子重要的事情,說故事便是很好的方法。我的公婆就是這樣教育他們的孩子,他們講別人的故事,再跟孩子一起討論該怎麼做。孩子一邊吃飯一邊聽別人的故事,一同參與討論,不但學習了重要的價值觀,也因為聽故事聽得津津有味,一點不減吃飯的興致。

● 怕孩子鬧,讓孩子一邊看螢幕一邊吃

很多家長怕孩子吃飯時吵鬧,就在吃飯時間開電視、給孩子看 ipad 或手機。當孩子的心思不在吃飯這件事上,他就聞不到食物的香氣、看不到食物的樣子、咀嚼不出食物的風味。而食物的色香味,就是開啟孩子消化道的重要元素。孩子與食物中間夾個 ipad 或手機,就不可能好好認識食物,更不能與食物建立美好關係。況且,孩子在吃飯時猛盯著螢幕,既無法與家人好好在餐桌上社交聊

天，也不太可能好好認識父母。

　　我有很多學生從小吃飯就是看著 ipad 或手機，到了青少年時期，因為並未真正認識食物和父母，對兩者都沒什麼興趣，所以吃飯時都是把食物帶進房間，一邊看電腦一邊吃，不願與家人同桌。

　　如果孩子長期偏食、吃錯，在孩子每餐吃完後，身體就會被錯誤的飲食打到失衡。一開始失衡，也許身體還能夠承受，很快就調整回來，但是失衡時間久了，身體的器官就會因為要大力調整而受傷，這時，孩子就要生病了。

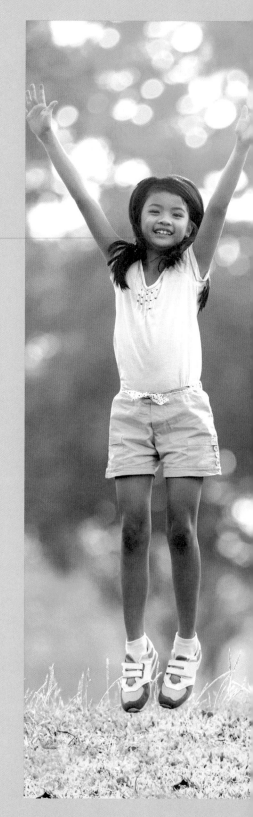

PART

2

孩子這些病
是怎麼來的？
該怎麼改善？

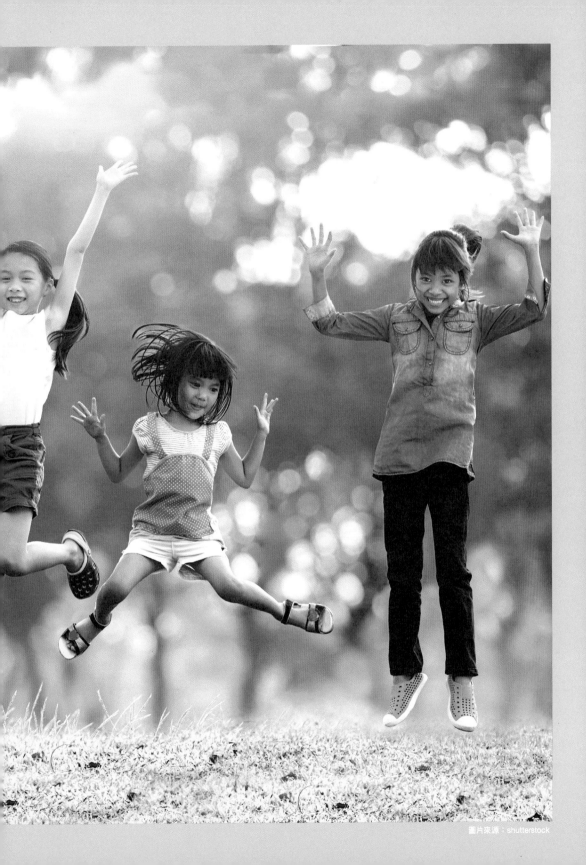

孩子如果吃對了，就能夠順利且健康的成長。

如果孩子偶爾吃錯，或是偶爾感染病毒病菌，那沒有問題，身體強而有力的平衡機制及免疫力，能夠將身體調整回來。但是，如果孩子長期吃錯，那對身體傷害的頻率就可能是有吃就有損害。久了，身體的平衡機制無法將它調整回來，孩子就要生病了。

這類的病就不是暫時的疾病，這類的病常常對孩子產生持久的影響，阻礙了成長、生活與學習。

1 | 肚子痛 / 打嗝脹氣

　　小孩會肚子痛、打嗝脹氣，通常有四個原因：第一是喝了牛奶；第二是澱粉吃太多、肉吃太少；第三是吃得太趕太緊張；最後一個是不咀嚼。

　　喝牛奶的小孩打嗝脹氣，常常是因為他們對牛奶不適應。牛奶是牛的奶汁，它裡面的奶糖奶蛋白和人的奶是不一樣的，也因此，小朋友喝牛奶常常鬧肚子痛和脹氣，因為奶糖奶蛋白不能完全分解，坐在溫暖的腸道裡，最後就腐敗了。這些腐敗的奶糖和奶蛋白，很容易引起消化道發炎。

　　市售的水解奶粉或牛奶，已經經過再一道的分解，比較好消化。如果孩子喝了還是會脹氣不消化，特別是已經斷奶的孩子，實在無須給身體增加負擔。如果孩子吃奶製品會肚子痛或脹氣，也可以事先服用有加奶蛋白酵素和奶糖酵素的保健品，用以援助消化奶分子，減輕症狀。

　　除了牛奶之外，最容易讓孩子肚子痛、打嗝脹氣的原因，莫過於飲食組合有問題。如果肉太少而澱粉太多，過多的澱粉坐在很酸的胃裡，就很容易開始發酵。澱粉一發酵就有泡泡，孩子就開始脹氣，一脹氣，就胃痛。所以如果孩子老是喊肚子痛，老是打嗝脹氣（小肚子鼓得圓圓的），父母一定要檢查一下，孩子吃的澱粉量是不是大過於肉。如果肉過少、澱粉量過多，那就加肉減澱粉，再觀察孩子不舒服的頻率。

第三個讓孩子容易肚子痛、脹氣的原因，並不是食物，而是緊張的心情。如果小孩吃飯時很趕，或是一邊吃一邊被教訓，身體無法放鬆，神經系統處於緊繃狀態，是不可能開啟消化機制的。因為我們的身體並不知道發生了什麼事，覺得在被老虎追，連自己都快被老虎消化掉了，哪裡有閒情逸致去消化食物呢？食物一直往消化系統送，消化卻是關閉的，最後就是消化不良，肚子痛是必然的。

最後一個容易讓孩子肚子痛及脹氣的原因，是從小養成的飲食習慣。如果孩子從小就養成很好的咀嚼習慣，每一口都咬三十下再吞進去，食物進入消化道時已經夠小，消化器官才能夠處理。如果孩子吃東西習慣用吞的都不咬，大塊大塊的食物往消化道裡送，消化再厲害的人，也承受不了。食物過大，無法好好分解，就容易消化不良，產生症狀。

如何遠離肚子痛 / 打嗝 / 脹氣？

● 檢驗肚子痛和打嗝脹氣的來源

觀察一下，孩子都是吃什麼食物以後才出現症狀。如果總是吃某一種東西後出現症狀，那就要檢查一下那個食物的成分，再看看孩子是不是對這個成分過敏，或者是飲食組合上有問題。可以試試減少澱粉加些肉，再觀察孩子症狀有沒有改善。

● 吃飯時放鬆心情

盡量讓孩子吃飯時不會感到緊張。「吃飯不緊張」不等於一定要把吃飯時間拖得很長，而是一種心情轉換的習慣養成。

我的小女兒每日早餐都只有十分鐘，但她很重視這十分鐘。坐下來好好咬，好好享受，不看手機，不做其他的事，頂多和家人聊幾句，大概吃十分鐘就飽了。如果沒吃完的食物是可以帶著走的，就帶走；如果不能帶，就留就剩。訣竅

就是，這十分鐘是重要的，是她享受的時刻，沒有人可以剝奪。

如果孩子能與食物建立起這樣美好的關係，不管吃東西時間多長多短，心情都會是期待放鬆的。

● 注意孩子的咀嚼習慣

如果孩子沒有好的咀嚼習慣，可以在他腹痛脹氣時與他討論咀嚼與消化的關係，再跟孩子解釋，只要反覆做二十一次就能養成習慣，然後再一起擬訂計畫。接下來吃東西時，如果見他用吞的，提醒他好好咬，反覆咬二十～三十下。這個是孩子的習慣，若要改變他的習慣，最好是與他商量，尊重他的意願，要不然就會成為父母單方面的嘮叨和越界，孩子吃東西時反而更緊張。

我見過一個家庭，是全家人一起調整咀嚼習慣，每個人互相提醒，一起練習，沒人落單，效果很好。

2 | 專注力 / 學習力 / 記憶力不佳

我們的專注力、學習力和記憶力，皆來自於腦部的神經活動。腦部神經活動的主要能量來源，就是糖。因此，想要孩子能夠專注、能夠有效學習、能夠記憶力好的訣竅，就是讓糖這個能量能夠「穩定」的供給腦部。

專注力 / 學習力 / 記憶力不佳的原因

如果孩子吃錯了，吃了過量的澱粉和糖，而肉過少，糖便快速衝上去，就像電器爆電那樣，孩子情緒就很 high。high 的人會很興奮，坐不住，很容易衝動，不太能安靜下來想事情，專注力一定不夠，學習和理解都會大受影響。

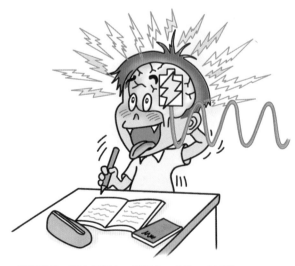

孩子吃錯，蛋白質過少、糖過多，血糖一定震盪。
由於血糖＝能量，血糖上升時孩子 high 得不得了，雖然興奮，卻不易集中精神，過動得很。

過了一會兒，衝上去的血糖就會回頭用力的掉下來，當血糖掉到谷底時，就像電器電力不足接觸不良一樣，電一下連起來，一下連不起來。這時候，存在腦子裡的東西就調不出來、找不到，昨天背的東西忘得一乾二淨，學過的想不起來，考試時一定要吃虧。

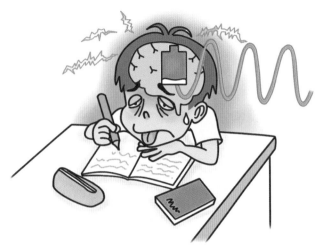

等血糖掉下來時，卻又睏累得半死，更沒有精神學習。

如何遠離專注力 / 學習力 / 記憶力不佳？

讓孩子供腦能量穩定最好的方法，就是均衡飲食，也就是每次吃到有糖的東西，都能配上足量的肉。當糖有足量的肉拉住它，糖就能在身體裡慢慢上升；因為上升得慢，回頭走時也就慢慢的降。上下都慢，就能穩定的供給能量。

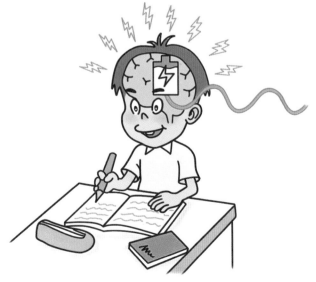

吃得均衡的孩子，因為血糖平穩，能量可以持久，能夠集中精神學習，而且淡定又有耐心。

3 | 長太快 / 長不大

曾有家裡吃根治飲食的媽媽問我：「為什麼別的小孩亂亂吃，卻長得又高又壯？」

要回答這個問題，就要先講類胰島素生長因子（insulin-like growth factor），這個與生長荷爾蒙緊緊環扣的激素，能夠被高糖和高奶製品的飲食刺激。

孩子長太快的原因

類胰島素生長因子，能夠促使孩子長高，所以吃高糖、高奶製品的孩子，常常長得特別快。有時，媽媽懷孕時吃高糖高奶製品的飲食，孩子在肚子裡就已經是巨嬰了。但是，當類胰島素生長因子過量時，也容易導致青春痘、糖尿病和癌症[9]。就好像適量的生長荷爾蒙能夠促進健康成長，但是過量的生長荷爾蒙卻導致糖尿病[10]。

要特別提醒的是，長得快的孩子，並不表示他們未來的成長能平穩且持續，更不能保證他們的骨骼成長品質是紮實的。所以，中國人講中庸是王道，在成長這件事上，它真的是恆久的智慧，長得太快或不長，都不是好事。

我的兩個孩子並沒有比同年齡的孩子長得快，但是她們成長的時間拉得很

長，我的大女兒到大二時都還在長高。也就是說，她們在月經來潮後很多年，都還在成長。我妹妹的兒子，是一個標準的「根治飲食寶寶」。他並不是長得特別快，但是大家總是說他很沉、很結實。這三個孩子在長高前，都會先長肚子；長了肚子後，有一天就加速拉高，那之後就沒肚子了。再過一陣子，又會經歷一次這樣的循環[11]。

孩子長不大的原因

那麼，孩子不長又是怎麼回事呢？孩子不長，常常是因為睡不夠、消化不好、感染寄生蟲，和咖啡因攝取過多。

● 睡不夠

孩子睡得不夠是阻礙成長最大的因素，卻常被忽略，因為大人自己也常常睡不夠。睡眠不足，大大影響了主導生理時鐘的腎上腺，而「腎上腺－腦垂體－下視丘」這整條線如果運作不佳，就會抑制生長荷爾蒙的分泌，導致孩童長不高、長不大[12]。

● 消化不好

很多父母常跟我抱怨，每天煮、每天逼，孩子吃得不少，但就是乾巴巴的、長得不好。孩子從食物裡得到營養；但身體必須要分解完全，那才是營養，而分解食物轉化成營養的地方，就是消化系統。如果孩子消化不好，食物沒有分解完全，在體內腐敗，不但身體無法吸收到營養，孩子還會被毒害。所以，孩子如果消化不好，吃得再好，也像是營養不良的樣子。

孩子消化一旦不好，吃東西就很不舒服，老是難受，就不太愛吃。大人一見孩子乾瘦長不大，又沒胃口，大人就急。大人愈急，就愈遷就，孩子就愈挑食

亂吃。

我們腸道裡住了各種菌，這些菌都是吃不同的東西。如果孩子挑食，老吃一樣的東西，白飯白麵條白麵包等，吃這些東西的菌就會長得很快，因為它們的食物很多。但是，吃別的東西的菌，就會因為食物不足而勢力微弱。

腸菌的生態跟自然環境生態是一樣的，如果生態環境裡有什麼太多、什麼太少，就容易失衡；腸菌也一樣。孩子一挑食，腸菌就容易失衡；腸菌一失衡，過敏問題、消化問題就更嚴重了。

大人一見孩子吃飯像吃藥，就急；一急，就更要逼；逼著吃，不吃完不准下桌。每天吃飯就像在打仗一樣，弄得孩子哭哭啼啼、大人又吼又罵，大家一緊張，沒有人能消化。就這樣，進入了一個吃飯像地獄的惡性循環。

● 感染寄生蟲

孩子吃飯時不只常面臨吼罵管教，且由於現在的孩子行程常常滿檔，生活步調很趕、很緊張。時常處在這樣緊張的生活中，第一個關閉的就是胃酸，造成胃酸不足。胃酸不只是我們消化肉類的大功臣，而且胃酸還是第一道免疫防線。

幾乎像鹽酸一樣酸的胃酸，能夠殺死大部分誤闖身體的細菌、病毒、蟲子、蟲卵，不讓寄生蟲入侵定居。但是，如果孩子總是超緊張，在胃酸不足的情況下，就好像門戶大開、毫無守衛，細菌、病毒、蟲子、蟲卵，很容易就跑進腸道裡定居。

定居在腸道裡的寄生蟲，可是吃香喝辣的。我們給孩子準備的營養食物，這些寄生蟲都要分一杯羹。孩子的營養都被分食了，當然長不大。

● 咖啡因攝取過多

以往的孩子，一年大概碰不到幾次咖啡因。但在現代社會裡，有 73% 的孩子每天都攝取了咖啡因。雖然孩子喝（含咖啡因的）可樂有減少的趨勢，但有很

多卻是被同樣含咖啡因的能量飲料和咖啡代替。以十七、八歲的青少年來說，咖啡因攝取量，是十年前同齡者的一倍[13]。

現在咖啡因到處都是，包括巧克力、珍珠奶茶、各種茶飲、咖啡、能量飲料、可樂。而這些產品的主力行銷對象，就是正在成長的孩子。咖啡因能夠阻礙腸道中鈣的吸收，也能夠加速鈣的流失[14]。鈣質對正在長骨長大的孩子很重要，如果因為咖啡因攝取過量，造成鈣質大量流失，很容易影響孩子的成長。

● 日晒不足

現代孩子的活動多集中在室內，戶外活動時間不多，大部分孩子都日照不足。可是，日照與骨骼的成長有很大的關聯。陽光的紫外線照在我們的皮下膽固醇上，就會生產維他命 D。我們都知道，沒有維他命 D，吃再多的鈣，身體也無法吸收。所以，孩子如果長不大，一定要檢視一下，他的戶外活動是否充足？接觸太陽的時間夠不夠？

如何避免孩子長太快/長不大？

● 根治飲食

由於高糖與高奶製品飲食導致類胰島素過量生產，想要平衡，最保險的飲食方法就是均衡飲食。根治飲食講求各種食物輪著吃，不要有什麼是天天重複吃的。根治飲食，又講求餐餐均衡，有青菜、有肉、有澱粉，各種各類都吃，不偏食。不偏食的小孩，腸菌生態就容易均衡，有助消化。

● 養成睡覺好規律

很多不起眼的生活習慣，都是建構健康的關鍵，而睡覺習慣是其中之一。習慣是養成的，要反覆做才能出現成效。所以早睡早起不能做一天廢一天，要持之

以恆的天天做，才能養成習慣。孩子睡得夠，才可能長得好。

● 放鬆生活步調

要做到這一點，就必須有取捨。那就是，父母必須檢視自己與孩子的行程，看看哪些是不必要的，將它除去。這樣才能空出時間，好好做菜，好好吃飯。孩子也才能有空間，好好長大。

● 減少咖啡因攝取量，多喝水

想知道更多

如何預防晒傷和中暑，請參見：https://reurl.cc/kelvx

骨頭湯的亞硝酸鹽和鉛含量高嗎？能喝嗎？請參見：https://reurl.cc/gZKZb

如果父母可以減少孩子喝糖飲的機會，孩子接觸到咖啡因的機率就可以大大降低，因為最高含量的咖啡因，大多集中在飲料中。如果家長希望孩子少喝飲料，那就要早早開始為孩子建立喝水的好習慣。孩子習慣喝水了，會覺得水很甜很好喝，水喝得多，糖飲就自然減少了。

● 常到戶外活動，接觸陽光

孩子每一天都應該在陽光下活動十五～三十分鐘。如果太陽太大，待在樹蔭下也可以。切記，防晒油能完全阻隔 UV（紫外線），如果孩子不會曝晒在日照下太久，就只擦臉、脖子、肩等處。如果孩子皮膚轉紅，就是晒傷了，盡量不要讓孩子晒傷。

孩子會晒傷，一般都是因為油脂攝取不足，或是脫水。水能協助我們調節體溫，如果孩子常常一晒就紅、就中暑，很可能孩子油脂吃得不夠，或是水分的補充總是不足。

● 喝自己熬的骨頭湯

孩子在成長時，肌肉最需要的是蛋白質，而骨頭最需要的就是礦物質了。但是，如果我們單補某一種礦物質，其他的礦物質就可能會流失。比如，鈣補太多了，就流失鎂。所以，要補充礦物質，就必須要全面的補充。最全面且安全的礦物質補充法，就是喝骨頭湯。正確熬燉的骨頭湯，能將骨頭裡的礦物質釋出，這些就是長骨的元素。

正在成長的孩子，每個星期至少要喝一兩次骨頭湯，協助成長，補充礦物質。如果孩子抽高時容易抽筋、疼痛，則每星期加倍骨頭湯攝取，便可能減輕症狀（正確的骨頭湯熬燉方法，請見《根治飲食帶你遠離慢性病》第 255 頁）。

● 補充鋅含量豐富的食物

鋅是參與細胞分裂和繁殖酵素的重要元素。但是研究發現，單單補充鋅，並沒有太大效果[15]。況且，單獨補充礦物質並不安全，從食物裡攝取鋅最安全。鋅含量高的食物就是蚵類。台灣盛產蚵類，隨處可得，孩子正在成長時，可以每個月至少讓他們吃兩次蚵類食物，用以補充鋅。

● 多做伸展型運動

我們的身體是很節省資源的，也就是說，如果它覺得你不需要，就不製造。身高除了基因決定之外，後天的需求也很重要。如果孩子在成長時多做伸展型運動，比如打籃球、游泳等，增加拉高的需求，身體會做出成長的對應。

4｜氣喘／過敏／鼻炎／異位性皮膚炎／乾癬

　　氣喘、過敏、鼻炎、皮膚病是最折磨孩子和父母的病。孩子過敏時，可能吃什麼都要發疹子，或是鼻涕像水龍頭一樣，一開就停不了。皮膚病，更是癢得讓孩子和父母長年無法睡個好覺。

　　雖然這些是不同的病症，但這幾個病症的根源，都是表皮發炎引發的。你會問，為什麼好好的會發炎呢？通常，有這類問題的孩子，飲食裡的比例，幾乎都是糖占最多：愛吃飯麵、飲料不離手、不喜喝水、水果吃不少、愛吃甜點零食，少吃肉和青菜。

　　糖過量，會出現兩大問題，一個是吃糖的真菌繁殖過量，使得免疫系統啟動。免疫系統一啟動，就造成身體各處發炎。

　　另一個問題是糖過量使得血糖震盪，腎上腺先生太累了，整條內分泌系統就要被拖下水。內分泌系統一亂，皮膚表面原本的皮膚酸性膜（acid mantle）所保持的皮膚 pH 值就不對了[16]。

　　皮膚表面的 pH 值是 4.2～5.6，我們現在知道，這個微酸的環境除了抑制壞菌生長外，還大大影響皮膚的色素形成[17]。但是，長期飲食錯誤造成內分泌系統紊亂時，皮膚一旦不夠酸，什麼菌都可能在這裡繁殖；菌一增生，免疫就發動攻

擊，皮膚就要發炎。

　　乾癬就是皮膚表皮菌種失衡，使得皮膚發炎而脫屑，就像頭皮屑那樣。原本，我們以爲乾癬是自體免疫系統出問題，使得免疫系統攻擊自身的皮膚組織。但最新研究發現，其實乾癬是因爲皮膚表皮真菌繁殖過量，免疫系統並不是針對皮膚展開攻擊，而是對長在它表面的菌展開攻擊[18]。

　　我們的皮膚是表皮，腸壁面對食物那面也是表皮，肺部氣管面對外面空氣那面也是表皮。就像皮膚一樣，腸壁和肺壁表皮如果發炎，也會紅腫；它會紅腫，是因爲血管擴張。就像下面這張照片一樣，那是同一個人的手指，有一根手指紅腫發炎，另一個沒有，兩者大小差很多，是因爲發炎的部位血管會擴張。你可以看得出來，血管擴張的程度有多大。

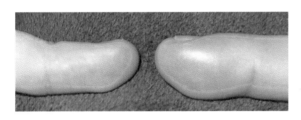

同一個人的左右兩根無名指，右邊是發炎的，左邊是沒有發炎的（資料來源：https://reurl.cc/29Lrr）。

　　當血管一擴張，等於是把表皮大大的撐了起來，血管通透性（vascular permeability）就要大增。

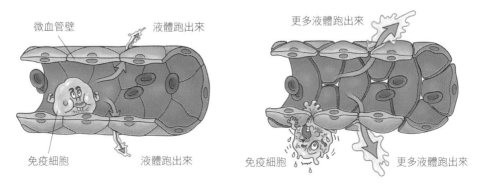

血管擴張時，血管的通透性就大增，免疫系統和其他液體都能跑出血管。

發炎時免疫細胞會釋出組織胺，組織胺能夠讓白血球從血管裡擠出去[19]，這樣它才可以清除外敵，這就是為什麼我們受傷、感染、菌種失衡時，都會發炎。發炎，是痊癒的第一步。

但是，如果一個地方長期發炎，血管通透性就會產生其他的問題。通透，不但表示本來出不去的，現在可以出去，同時也表示，本來進不來的，現在可以進來了。

比如本來花粉進不了肺部，但是現在肺壁表皮發炎，血管通透性大增，花粉就會跑進血液裡。或者本來沒有消化完的麩質進不了腸道，但現在腸表皮發炎，血管通透性大增（所以叫腸漏），它就跑進血液裡。雖然這些跑進血液裡的是我們每天接觸的東西，但對身體來說，它就是外來的、它不認得的，任何外來的東西都是外敵，身體都要派兵攻打，這時身體的免疫系統就開戰了。免疫系統一開戰，就會出現生病症狀，比如流鼻涕、出疹子、流淚、猛打噴嚏、發癢。常常，皮膚表皮反映的問題，其實是消化腸道發炎的外顯症狀。

如果發炎沒有停止，你最常接觸的食物或環境裡的東西，就會進入血液裡，最後，身體就必須為它打造一個抗體，把抗體放在表皮的裡、外巡邏。之後，這些巡邏兵只要一接觸到這些東西，馬上就會出現大戰，更嚴重的發

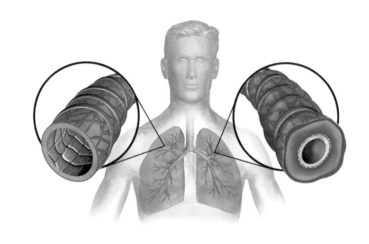

左邊是正常氣管，右邊是氣管因發炎而腫大，它一腫大，呼吸道就變窄，呼吸困難，就引發氣喘（資料來源：https://reurl.cc/5Odqz）。

炎就發生了，這就是過敏反應。所以，這時我們去測過敏抗體，這些最常接觸的食物或環境裡的東西，就會變成最嚴重程度的過敏源。

如果這個問題發生在氣管裡，氣管壁就會因為腫大而擠壓到呼吸道，這時就要犯氣喘。

如果發生在腸道，那就可能起疹子，異位性皮膚炎就犯了。如果發生在鼻子和喉嚨，就可能會不停的打噴嚏，或是不停的流鼻涕、喉嚨會癢、不舒服。鼻涕流久了，細菌滋生，就容易有鼻炎。如果發生在皮膚上，皮膚便會紅腫、流湯、發癢。這時皮膚會癢，是因為發炎時，組織胺要分泌，白血球才能擠出血管殺敵，但是，組織胺也會造成神經發癢，因此，組織胺一多，人就癢。這就是為什麼那麼多過敏藥，都是抗組織胺的藥物。

這些疾病，除了同樣都是表皮發炎之外，它們也有非常相似的治療方式，那就是使用類固醇藥物。類固醇藥物的幾個副作用，能夠使得這些病症持續加重。這幾個副作用是表皮變薄、血管擴張、淋巴細胞減少症。

由於類固醇會減少膠原蛋白的生成，使得表皮（epithelia）變薄。除了皮膚外，腸壁有表皮、肺壁有表皮，使用類固醇，會讓它們變薄[20][21]。除此之外，當停用類固醇時，本來使得血管收縮以取得消炎的藥物作用，這時會反彈而形成強力的血管擴張[22]。血管一擴張，血管通透性就變大。當表皮變薄，血管一通透，就好像山海關的門被打開了一樣，外來的東西很容易在沒有把關的情況下，進入血液。如果發生在腸道，就可能造成食物過敏；如果發生在肺部，就很可能造成氣喘；如果發生在皮膚，皮膚就紅腫發炎形成皮膚病。也就是說，一開始食物過敏、氣喘、皮膚病，很可能是吃得不對或環境因素造成發炎，但長期使用類固醇後，就很可能因為上述的類固醇副作用，而使得病症加重。

以下是在臉書社團「根治減敏異膚團」上的一個案例，這個小朋友 Israel 所經歷的整個歷程與很多孩子很相似。一開始有一點嬰孩常見的脂漏性皮膚炎，接下來可能生病或打疫苗，皮膚炎就加重了（打疫苗的利弊，參見第 122 頁）。家

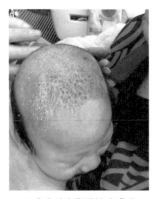

Israel 出生時有脂漏性皮膚炎。

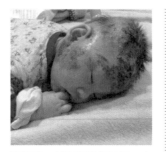

頭很癢，抓到頭髮都掉了。之後開始用類固醇藥膏。

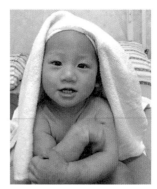

從臉開始好起來。
通常都是從一開始擦類固醇藥膏的地方好起來。有時只有擦臉和脖子，但胸口、背部也會出現症狀，因為類固醇吸收後會移動擴散。

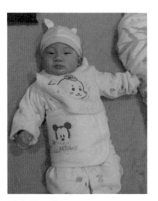

後來好一點了。

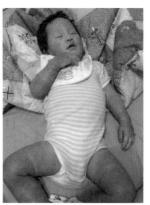

類固醇戒斷反應，因為血管擴張而嚴重紅腫。

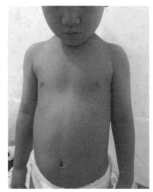

三歲半，完全好了。
（本頁照片由 Rebecca 提供）

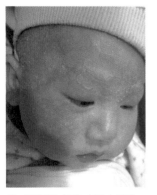

打 B 肝疫苗，不久症狀大爆發。

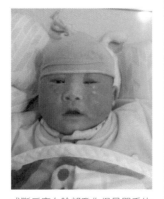

戒斷反應在臉部發作得最嚴重的時候。

人心疼，忍不住用了類固醇藥膏。等藥膏停用後，就開始產生反覆紅腫、流湯、發癢的戒斷反應。最後直到類固醇排光後，才恢復正常。

另一個類固醇副作用，是淋巴細胞減少症[23]。

類固醇除了治療發炎外，也被視為強力抑制免疫力的藥物，因為它會使得我們的免疫細胞減少。淋巴是免疫軍的重鎮，一旦使用類固醇，它的副作用就是淋巴細胞減少症。免疫細胞（＝淋巴細胞）一減少，就等於我們沒有任何可以抵抗外敵或清除內部不完美細胞的軍隊了。如此一來，不只外敵可能隨時會攻打進來、容易生病，而且如果我們自己身體製造出不完美的細胞（比如癌細胞），也可能沒有免疫巡邏隊能夠抓到它、把它吃掉。

所以，在美國到藥房拿氣喘吸劑（含類固醇藥物）時，藥劑師都會特別叮嚀，吸劑使用完一定要嗽口，如果不嗽口，免疫力下降，口腔就很容易長皰疹。

我們的皮膚和表皮的免疫力，平時有一個工作，就是調節表皮的菌種生態；當免疫力下降時，表皮菌種生態就打亂，也很容易受到外來病毒、病菌的侵害。也就是說，

類固醇的其他副作用 [24]
● 血糖升高
● 月亮臉
● 腎結石
● 高尿酸
● 胃潰瘍
● 長不高
● 影響甲狀腺
● 高血壓
● 心血管堵塞／血栓
● 肌肉流失
● 骨質疏鬆／骨壞死
● 肌腱斷裂
● 失憶
● 憂鬱
● 原發性高腦壓症（頭痛）
● 傷口痊癒困難
● 後囊下白內障
● 眼壓升高
● 多毛症（不該有毛髮的地方開始長毛）
● 禿頭
● 紫斑症
● 痤瘡類皮膚炎
● 真菌感染

使用類固醇後，因為皮膚、表皮免疫力下降，更容易使得菌種生態大亂，形成未來的發炎。

我們的身體每天都會製造錯誤的細胞，如果沒有足夠的免疫軍隊清除這些錯誤細胞，會如何影響我們的健康呢？這是做家長的在長期給孩童使用類固醇藥物前，都應該想一想的事情[25]。

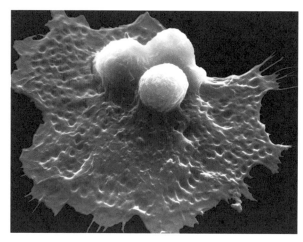

免疫細胞正在吞噬三個癌細胞（資料來源：McDowell, J.（2004）. *The Lymphatic System*. Connecticut: Greenwood Press）。

如何讓菌種平衡，遠離氣喘／過敏／皮膚病？

● 如果孩子還沒有使用類固醇

如果孩子還沒有接觸過類固醇，卻有這些發炎反應（氣喘／過敏／鼻炎／異位性皮膚炎／乾癬），通常有幾個可能：

1. 飲食裡過多糖分或化學成分

飲食裡糖分過多時，真菌繁殖過速，內分泌系統一亂，皮膚、表皮 pH 值失調，便會引起發炎；如果是腸道發炎、肺部發炎，就可能引發過敏和氣喘。

　　除了糖分過多外，加工食品裡各式各樣的化學成分，也都能大大的影響孩童腸道健康，比如食物色素。由於人工色素分子很微小，能夠與食物或體內蛋白質結合、干擾免疫系統、引發發炎、讓腸壁通透性變大，形成過敏或自體免疫系統問題，或引發精神疾病，造成行為異常[26]。

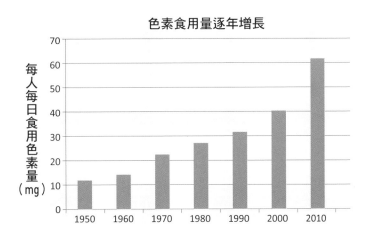

美國食品藥物管理局統計資料顯示，每人每日食用色素逐年增長[27]。

　　想要改善孩子系統性發炎的情況，最好的辦法就是根治飲食，在孩子的飲食中減低糖量攝取，增加未加工的原形食物。除此之外，家長應學習如何讀包裝食品營養標示，了解加工食品的原料／成分。

　　如果食品原料／成分上列的是鹽、牛肉、糖，這些都是你認得的，那孩子的身體也認得。但是，如果食品原料／成分上列的都是你不認得的，那孩子的身體大概也不認得。以全球知名速食連鎖店的薯條來說，它的成分是：馬鈴薯、植物油、氫化大豆油、人工牛肉調味劑（小麥和牛奶萃取物）、葡萄糖、焦磷酸鈉、鹽，裡面就有我們不認得的東西。

　　記得，購買加工食品時，我們該看的是「原料」而不是「營養標示」。

　　以右圖的布丁來說，傳統做法的布丁最主要的原料本應是蛋黃。但從原料表中我們可以看到，這個食品的第二項成分就是蔗糖。由於原料的羅列是從最多量到最少量，表示這個食品放了很多糖，除此之外還添加了各種膠和色素。天然食物裡的顏色都來自於營養，加工食品會需要加那麼多色素，就是因為營養不足。

　　再來看看下面的洋芋片和飲料：

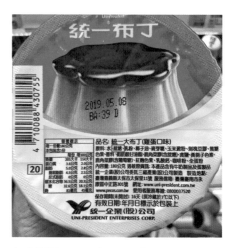

從「營養標示」頂多只能看出含有多少糖分，只有從「原料」中才能看出這項食品是用什麼做出來的（黃嬿提供）。

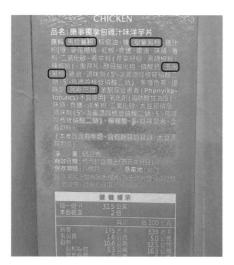

傳統做法的洋芋片就是洋芋切片去炸或烤。但從這張原料表可以發現，這個「洋芋片」是用馬鈴薯粉、樹薯澱粉、玉米澱粉加起來去壓成的。
不僅如此，這個食品裡還加了代糖阿斯巴甜（黃嬿提供）。

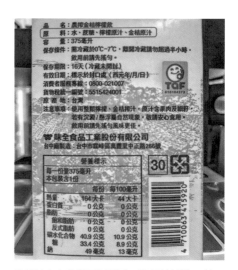

從原料表中我們可以看到，這個飲料的原料只有四樣：水、蔗糖、檸檬原汁、金桔原汁；也就是說，它比較接近食物原本的樣子，加工少，成分單純，沒有添加亂七八糟的東西。
學會看原料表，讓你知道如何為孩子挑選好的加工食品（黃嬿提供）。

2. 飲食裡奶製品過量

奶製品大部分是用牛奶做的。牛奶和人奶不同，牛奶裡的分子比人奶要大很多，所以大部分人無法分解牛奶裡的奶糖和奶蛋白。當奶糖和奶蛋白無法分解時，就會在腸道裡腐敗，變臭變壞，這就是為什麼那麼多人喝牛奶會拉肚子，或是放屁和大便特別臭。這些變壞和變臭的奶蛋白和奶糖，能夠促使腸道發炎。

由於我們的文化把牛奶視為很健康的食物，認為對孩童成長有很大的幫助，所以一般孩子攝取奶製品的量比成人要高，常常孩子不喜歡喝奶也可能被家長逼著喝。腸道長期發炎，就容易形成過敏。

在現代飲食裡要避免奶製品並不容易，可以把牛奶製品換成羊奶製品。羊奶的分子比牛奶小，比較好消化。或者，盡量只讓孩子接觸發酵過的奶製品，因為發酵過的奶製品，奶糖和奶蛋白都已經初步被益生菌分解過了，人體比較好消化。如果孩子夠大了，能夠吞膠囊，那麼當他們接觸奶製品前，也可以服用能夠分解奶糖和奶蛋白的酵素。

3. 食物沒有消化完畢

孩子大了，生活變得緊張了，吃東西很趕，或是吃東西時有人在碎念教訓他，這時，他的消化可能關閉。食物吃進去沒有消化完，最後就會腐敗，放屁和大便就會很臭。那些像腐屍一樣的食物，就可能會引發腸漏，進而導致過敏。

因此，如果孩子大便或放屁很臭，就應該注意他吃東西是不是太急了？有沒有多咬幾下？有沒有很趕、太緊張？吃東西時有沒有人在碎念他？

最後，可以服用幫助消化的保健品，從一餐一粒吃起，一直吃到放屁大便不臭為止（適用於已經可以吞膠囊的孩童）。等到孩子服用一陣子了，營養能吸收了，消化就可能變好，這時孩子再吃消化保健品可能會出現胃灼熱的現象，表示可以減量了。

4. 過度使用抗生素和殺菌清潔劑

我們的表皮上住滿了益生菌，這些益生菌提供我們很多保護。但是，抗生素和一般市售清潔劑（就是那種殺菌力 99.99% 的清潔劑），不只殺壞菌，連好菌也一起殺。所以，如果因爲發炎常常使用抗生素，或是使用殺菌清潔用品後不洗手，或是這些用品直接噴到空氣中（那些芳香劑也含有很多化學成分），就可能造成肺部、腸道、皮膚上的益生菌失衡。益生菌失衡，可能使得發炎導致的病症加重[28]。這就是爲什麼，在美國，如果孩子得了中耳炎，醫生都是開益生菌而不是抗生素了。

如果孩子使用抗生素，一定要同時補充益生菌。益生菌不要一直吃同一種菌，要輪著接觸不同的菌，最好是當地的菌。另外，那種會殺好菌的清潔用品最好少用；如果有接觸，一定要洗乾淨才去吃東西。來源不明或可能含有殺菌化學成分的空氣芳香劑，最好也少接觸，以免化學成分刺激肺表皮黏膜，引起發炎。

在選用清潔劑時，最好選天然原料製作的清潔用品。研究發現，就連用水洗手，手上皮膚的 pH 值都會短暫失衡，更何況是使用含有化學成分的清潔劑，這些東西對皮膚酸鹼平衡的負面影響就更大了[29]。

5. 孩子正在生病

當孩子正在生病時（比如感冒），通常免疫力會下降。免疫力下降時，本來有的皮膚、氣喘、過敏症狀，都會特別明顯。因爲血管通透性變大了，一直有身體不認得的東西進入，免疫無力處理時，發炎只好更加重，用以召喚更多免疫軍隊支援，這時症狀就會很嚴重。

所以，當孩子感冒生病引發氣喘、過敏、皮膚症狀時，可以服用支援免疫系統的保健品。症狀嚴重時，可以二～四小時服用一次。研究證明，螺旋藻、槲皮素（Quercetin）、異株蕁麻（Stinging Nettle）這些富含抗氧化劑的草藥，也能夠減輕過敏症狀[30][31]。

● 如果孩子已經出現類固醇戒斷反應

1. 症狀發生在皮膚

即使孩子只用過一點點類固醇，有時類固醇的戒斷反應還是會非常嚴重。這種時候，我們只能使用支援療法，等孩子排完類固醇，讓症狀發作，慢慢撐過去。在這段時間，由於促使發炎的組織胺很可能會導致發癢，孩子可能會癢得無法睡覺，以下是根治減敏異膚團裡，大家所使用的支援療法：

▶ 抗組織胺＋樟腦油藥膏

雖然抗組織胺這類藥物也有副作用，但沒有類固醇那麼嚴重，如果孩子癢得睡不著，權衡之後取其輕，這類藥膏可以考慮。抗組織胺＋樟腦精油藥膏，是我的病患在藥房買到的。樟腦精油（camphor）的其中一個作用是止癢，再加上抗組織胺，能達到一點止癢效果。

▶ 冰生蜂蜜水＋益生菌

生蜂蜜沒有經高溫殺菌，蜂蜜裡有很多天然好菌，再混合益生菌後變成蜂蜜水，冰過後噴在皮膚上，有平衡表皮菌種的功效。冰涼的東西能促進血管收縮，讓發炎時發燙的皮膚得以暫時舒緩。冰蜂蜜水也能用沒有經高溫殺菌的優格或克菲爾代替。

▶ 薄荷精油＋生命之水

薄荷會發涼，有促進血管收縮的功能。生命之水是一種波蘭精餾伏特加，酒精濃度高達 96%。薄荷精油加生命之水，噴在皮膚上，能暫時舒緩紅腫、癢脹的感覺。但是要特別注意，如果孩童在一歲以下，或是皮膚上有傷口，則不適用。酒精和薄荷都會讓傷口很痛。

▶ 局部冰敷

能夠促使血管收縮，暫時舒緩紅腫、癢脹的感覺。

▶ 依燙傷法處理皮膚

由於類固醇戒斷反應使血管極度擴張，不管看起來或感覺起來都像灼傷。所以，使用燙傷的方法去處理，是很有道理的。有許多採用自然療法的醫院都有製作這類藥膏。

▶ 補充提升免疫力的保健品

提升免疫力能暫緩過敏症狀，當過敏症狀很嚴重時可以吃一粒。夜裡睡覺如果會受症狀影響，則可以在睡前吃兩粒，讓孩子能好好睡覺。

我的一位讀者 Sunny，自己的手爛得很厲害，就像富貴手那樣，碰到什麼都會痛，她的女兒也有異位性皮膚炎。以下是她所採取的措施，持續四個月後，母女倆都有很大的改善。

1. 完全不吃人工做出來的食物：像白飯、麵條、麵包、蛋糕等等。白飯是人工去胚的。她們只吃原形食物，比如胚芽米。

2. 減糖：在發病時期麵飯大減，因為糖一多就容易引起發炎反應，所以要消炎時，減糖是很好的方法。當消化痊癒、消炎之後，

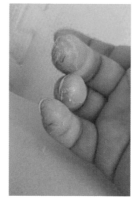

Sunny 之前有嚴重富貴手（Sunny Lo 提供）。

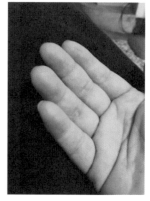

四個月後，嚴重的富貴手痊癒了（Sunny Lo 提供）。

就可以開始把均衡的飲食加回來，一餐裡有肉、有青菜，也有澱粉。

3. 自種自製薑黃粉：植物因為不能移動，便演化出一套自保方案，有些長刺、有些有毒，有些則產生大量的抗氧化物，以對抗外敵。薑黃也不例外，這個與薑同家族的植物，就是賦予咖哩顏色和風味的大功臣。研究發現，薑黃中的薑黃素對消炎很有幫助[32]。由於不能確保市售薑黃的品質，Sunny 自己種薑黃，然後切片晒乾（切片比較容易乾），再用食物調理機打成粉。每天早上煎蛋時，加一小匙在蛋液中。

異位性皮膚炎就醫及藥膏相關資訊，請參見：https://reurl.cc/Km0jm

Sunny 提到，飲食清乾淨後，雖然症狀都消失了，但只要一不乖，症狀馬上加倍的回來，她覺得身體變得敏感了。這個免疫力亢進的情況，在這類病症痊癒過程中很常見。身體的免疫抗體是有記憶的，我們拿堅果過敏為例。

一個孩子可能對堅果過敏，一吃到堅果就食道腫大，壓到呼吸道而無法呼吸。就像之前所說明的，表皮發炎讓血管通透性變大，使得本來過不去的分子能進入血液。由於堅果裡的蛋白質不是很好消化，如果孩子無法完全消化完畢，身體不認得而把它當病菌對待，多進來幾次後，免疫系統就會特別為它打造一個抗體，也就是專門抓堅果分子的特種軍隊。這個特種軍隊不但會在血液裡巡邏，還會在表皮黏膜上巡邏。所以下次再進來時，不用進入血液，只要表皮一碰就馬上有反應。

發炎時間一久，由於通透性變大，也就是表皮漏得更厲害了。這時，本來只有對堅果過敏，現在變成什麼東西只要接觸得多，就對那個東西過敏。過敏的品項，可能從常常接觸的食物，延伸到空氣裡接觸到的塵蟎、青草、花粉等。過敏原一多，免疫就累了，最後過度疲勞，免疫機能就減退了，因為做不動了。

等到患者開始根治發炎來源，表皮開始消炎，或是類固醇已排完，表皮通透性變小，漏的地方不多了，外來進入血液的東西就減少；再加上患者盡量不碰堅果，這時免疫力就有機會喘口氣，因為元氣大增所以力氣變得很大，這時候如果再遇見本來過敏的食物如堅果，或是又因為吃得不對而發炎，這時亢進的免疫力就會反彈得更大，讓原本的症狀表現得更加明顯。

過了這個時期，由於免疫接觸到這個東西的機會少了，身體持續在消炎，最後免疫記憶消退，黏膜上的特種軍隊不再那麼勤的巡邏，人就恢復正常了。這時，偶爾犯個規也不會有太大的反應[33][34]。

所以，在這樣的過渡時期，最好的方法就是增加消化的速度和消化的完整性，食物能即時完全分解成營養。由於營養是免疫認得且接受的，就不會引發免疫的反應。只要能成功的避免引發過敏反應，久了，免疫的記憶和抗體就會消失，過敏就解除了。補充幫助消化的保健品，能有效增進消化速度以及消化分解的完整性。從每餐一粒吃起，一直增加到放屁大便不臭為止。

2. 症狀發生在氣管

氣喘時氣管收縮，造成呼吸困難和缺氧，能夠造成生命危險。因此，類固醇戒斷反應的發現者拉伯特醫師（Rappaport）對氣喘患者的類固醇使用建議是：按需要使用，如果不需要就不要用。當發炎的根源問題都解決後，氣喘症狀自然就會減少，慢慢的，你就會「忘記」使用類固醇。

十多年前美國國會派我到上海做研究，那時我和兩個女兒都有氣喘，常常要去美國大使館指定的診所拿吸劑。回到美國開始轉變飲食後，我們的吸劑都愈用愈少，最後就都「忘了用」。

現在，已有非類固醇的氣喘藥物經美國藥物管理局核准，是一氧化氮的吸劑。一氧化氮有放鬆血管的功能，能減輕氣管收縮缺氧情況[35][36]。

5｜溼疹／蕁麻疹

溼疹和蕁麻疹的起因，通常是免疫力下降造成的。皮膚上的菌，以及體內與外來病毒的管理，都是免疫軍隊在調節的。免疫軍隊夠強時，各種病菌都不敢作亂，大家乖乖和平相處。可是，免疫只要一出問題，病毒和病菌便能快速繁殖，造成發炎反應[37]。

如何遠離溼疹／蕁麻疹？

很多病毒和病菌與我們身體共生，其實不能杜絕。所以，我們能做的便是不要讓自己承受過大的身體和心理壓力，而影響了免疫系統。

切記，身體不是只有受到外傷才有壓力，血糖震盪時這種能量一下過高一

溼疹和蕁麻疹好發原因

- 糖攝取過量
- 使用類固醇
- 長途旅行、時差問題
- 感染／感冒
- 過敏反應
- 消化問題
- 蟲咬
- 承受壓力（如：考試、晚睡）
- 天氣冷
- 手術後痊癒期間

以上情況都會讓免疫力下降。夜愈深，症狀愈嚴重。

確保免疫系統健康的方法

- 根治飲食、減糖
- 早睡、睡飽
- 減壓、紓壓
- 天氣冷的時候注意保暖
- 注意藥物副作用，尤其是會抑制免疫力的藥物

下過低的情況，對身體來說也是極大的壓力。

在不得已的情況下，免疫力下降了，溼疹、蕁麻疹犯了，可以補充提升免疫力的保健品，減輕症狀對生活的干擾。提升免疫力的保健品，在蕁麻疹和溼疹發作得很厲害極癢難耐時，可以二～四小時吃一～二粒。睡前可以吃比較重的劑量兩粒，醒著的時候吃一粒。這樣吃直到症狀消失後即可停止。

健康 TIPS

過敏、皮膚疾病與心情和壓力的關聯

我們可能都有這樣的經驗：

當壓力大、心情不好時，皮膚、過敏症狀就更明顯。平常有鼻炎的，這時鼻涕更像水龍頭；平常有皮膚癢的，現在就更癢了。

會有這樣的情況，是因為我們的壓力是腎上腺掌管的，而腎上腺同時能夠影響免疫系統。

當人壓力大時，免疫力就會跟著降低，這時症狀就大爆發。所以，在壓力大時想要減緩過敏症狀，可以補充支援免疫系統的保健品。

6｜小肉瘤

這些長在皮膚上的小肉瘤，由於是無害的增生，因此相關研究非常少。

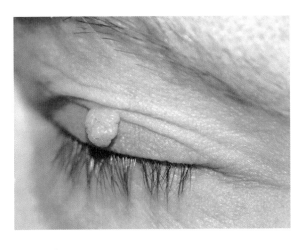

皮膚上的小肉瘤，可能生長在身體的不同部位，也有可能以不同的顏色和形態增生。一般來說，肉瘤會凸起來（資料來源：https://reurl.cc/xKl61）。

最有可能引發增生肉瘤的原因，是皮膚表面的 pH 值失衡造成的。皮膚表面的 pH 值是受到「下視丘─腦垂體─腎上腺」這個軸腺掌控的，因此任何會影響腎上腺的生活習慣，都可能會促使肉瘤增生[38]。

負面影響腎上腺運作的因素
● 血糖震盪
● 睡不夠、晚睡
● 壓力大
● 長期發炎

除了上述內分泌系統和荷爾蒙影響外，水分攝取也能夠大大影響皮膚表層的pH 值。當我們脫水時，流的汗鈉含量比例會升高，使得汗偏鹼性，改變了皮膚的 pH 值。所以，脫水也會影響皮膚的環境[39]。

如何遠離小肉瘤？

小肉瘤如果已經長成，通常不會自動消失。但是，如果皮膚環境調整好了，小肉瘤就不會繼續增長。

想要調整皮膚環境，有幾個方法：

1. 根治飲食

2. 早睡、睡飽

3. 減壓、紓壓

4. 根本處理長期發炎的成因

如過敏、鼻炎、牙齒問題等（參見第 72、213 頁）。

5. 補充複合式維他命 C 以及啤酒酵母菌

維他命 C 和維他命 B 對免疫及皮膚健康都有極大的影響[40]。啤酒酵母菌中有人體比較能夠吸收的豐富維他命 B 群。

複合式維他命 C（維他命 C＋P）早晚隨餐各一粒（500 mg），啤酒酵母錠一天三～五粒。以這樣的方式補充三個月即可停止。

6. 確實補水

如果孩子不會口渴，那他一定脫水，因為脫水的人渴覺神經運作不佳，身體需要水的時候，也不會有口渴的感覺。

每一個人每天所需的飲水量是體重（公斤）×33 ＝ CC，幫孩子把每日需要的飲水量算好，再幫他把每天的飲水量裝好，設定手機鬧鐘，提醒他每二十分鐘喝一次水。這樣持續的做，直到孩子會口渴了，表示渴覺神經恢復了，就不用再算喝多少水。

7. 外擦少量的酸

將醋或檸檬汁（最好是天然發酵的醋，可以是任何一種醋）倒出三滴，加進一湯匙的冷壓橄欖油中混合，用它來塗抹保養全身皮膚，每日一次。這個方法，能短暫幫助皮膚平衡 pH 值。

如果上述一至六項能夠確實做好，第七項就能在三個月之後停用。切記，醋或檸檬都是極酸的東西，有腐蝕性，絕對不可以多加，多了反而會傷害皮膚。

7│疣

疣是好生於手和腳的凸起粗糙組織，是人類乳突病毒生長過量造成的。由於它深埋皮膚內，從表面看起來可能看不出問題，因此很少孩子會注意自己長了東西，但按下去會痛。

長疣的人非常普遍。疣會生成，通常都是因為皮膚上有一點外傷，再加上免疫力下降，造成皮膚上病毒繁殖失控的結果[41]。

〔讀者經驗分享〕根治疣大作戰實錄，請參見：https://reurl.cc/gODzz

由於過敏孩童使用類固醇藥物（口服或外用）的比例很高，而類固醇藥物的副作用之一就是抑制免疫系統，因此，使用類固醇藥物期間，皮膚上出現疣的可能性也增高[42]。

如果皮膚的環境和免疫情況不加以修正，疣就會像除不盡的草一樣，冷凍開刀後，又會再長出來。

如何遠離疣？

要根治疣，必須根本改變皮膚的環境。上一章提到遠離小肉瘤的一～六項方法，全都適用於根治疣（參見

第 90 頁）。

　　除此之外，因為疣是病毒繁殖，而病毒只能由免疫軍隊才殺得死，因此，長疣的時候，提升免疫力也很重要。這時，提升免疫力的保健品可以一天一粒，直到疣消除就停用。

8 | 不愛笑 / 平衡感不好

以往，我們都以爲嬰兒會笑只是反射性動作。現在我們知道，笑，對嬰兒來說，其實不只是情緒的表達或反射動作；笑，其實有社交目的。

嬰兒出生不久就會看著人的眼睛，衝著人笑，因爲這樣做能夠與大人建立深刻連結，大大的增加生存機率。所以，孩子會笑，是神經系統內建，用於確保社交連結與生存[43]。所以，當孩子不喜歡笑時，便透露了神經系統的失衡[44]。

孩子的神經系統失衡時，可能不只是不愛笑。由於平衡感是神經系統在掌管的，所以這種孩子還有可能會因爲平衡感不好，而常撞到東西、本來坐得好好的卻摔下來、咬到舌頭、咬破嘴巴、咬字不正、握筆不穩[45]。這個現象，稱爲「笨拙兒童症候群」（clumsy child syndrome）。

所以，當孩子年紀已達標，但手腳依舊不協調時，家長就應該要有警覺，是不是孩子的發展出了問題，是否和生活習慣有關？

兒童可能接觸到的神經毒素（neurotoxin）		
● 疫苗	● 重金屬	● 酒精
● 味精	● 菌種繁殖過量	● 刺激物[47]：比如咖啡因（茶、咖
● 食品添加物	的代謝物[46]	啡、巧克力）、二手菸裡的尼古丁

　　由於孩子還小，腦血屏障（保護腦部神經的一道牆）還沒有長全，他們對神經毒物的抵抗力比大人要低很多，這就是爲什麼提早讓成長中的孩子喝酒、喝茶、喝咖啡，其實不是好事，因爲這些食物裡的物質，可能會對孩子的智力造成負面影響。

　　除此之外，孩子偏食也能夠影響神經系統的發展，因爲體內的菌吃的就是我們所吃的東西；有些喜歡碳水化合物、有些喜歡蛋白質、有些喜歡油脂，因此當孩子偏食時，某種菌就會繁殖過量。菌繁殖過量的代謝物就是毒物，可能會影響神經。這就是爲什麼母親如果眞菌過量，它代謝出的酒精，能讓喝母乳的嬰兒像喝醉一樣。這樣的孩子，很可能在喝奶時就睡著了，或是活動量很低，那是因爲酒精能麻痺神經。

　　但是，外來的神經毒素，卻遠比不上孩子自身生理化學失衡對神經所造成的損害。當孩子不喝水和血糖震盪時，對神經的傷害是最大的。水是「H_2O」，那個「O」就是「oxygen」，也就是氧氣。因不喝水而脫水時，身體就缺氧，只要缺氧幾分鐘，神經就會開始壞死。

　　孩子吃高糖食物，一開始先 high，因爲血糖很高，血糖＝能量，這時能量超多，但沒過多久，血糖又掉下來了，掉得很低，這時孩子就會不舒服、要鬧，那是因爲神經系統非常需要能量，只要能量一掉下來，就會造成損傷[48]。

　　所以，不喜歡喝水，又特別愛吃有糖食物（麵飯、水果、甜食、飲料）的孩子，就很可能不愛笑，或是出現笨拙兒童症候群。

　　由於笑也有社交作用，因此，孩子愛不愛笑，不只跟生理化學有關，也跟孩子的世界觀有關。如果孩子在成長階段，家長很寵，讓他總覺得「我得到是理所當然的」、「不用討好就可以得到」，這樣的孩子便很容易覺得別人欠他、別人做得不夠多，所以什麼都不滿意，也因此沒有笑的理由（更多親子教養資訊，參見《情緒界線：孩子人生必備的競爭力》）。

如何遠離不愛笑／平衡感不好？

如果孩子不愛笑，先要檢視他有沒有接觸以上提到的神經毒素。如果有，盡量移除。接下來要改變生活習慣，那就是多喝水、飲食減糖、不要偏食或挑食。

特別要提醒家長，如果孩子菌種失衡，只讓他食用益生菌保健品，卻不修改飲食結構，是沒有用的。一般益生菌的主食是纖維，如果孩子不吃青菜，卻吃一大堆糖，那即使吃了益生菌，也會因為吃不到它們需要的食物而死去。孩子沒有減糖，真菌類就會不停的繁殖，如此一來，菌種生態依舊失衡，益生菌保健品也就白吃了。

9 | 兒童泌尿道感染

女生比較容易發生泌尿道感染，因為女生的尿道比男生短很多。

現在我們對尿液已經有了革命性的認識，過去我們認為泌尿道感染的原因，都已改觀了。

以前我們以為尿是無菌的，現在知道尿並非無菌。尿液的菌反映著我們體內的菌種生態[49]。所以，泌尿道感染並非只是感染了外在的菌，比如擦屁股時尿道碰到了大便裡的菌而引起尿道發炎，現在我們知道，自體菌種生態失衡，也能引發泌尿道感染[50]。

兒童泌尿道感染常見症狀

- 小便時灼熱、會痛
- 一直很想尿，卻尿不出來
- 發燒
- 夜裡頻尿
- 已不用尿布，卻突然尿床
- 嘔吐
- 肚子痛，痛點在肚臍下方（膀胱處）
- 尿不清澈，很混沌或帶血
- 很疲倦
- 背部或身體側邊會痛

自體菌種失衡的主要原因

● 糖攝取過量

糖一旦吃多，真菌繁殖就失控，菌種生態就失衡。

● 不喝水、憋尿

水能流動，就不易滋生細菌；不流動之處，菌很容易過度繁殖。如果孩子不喝水，或是愛憋尿，就很容易引發泌尿道感染。

● 挑食、偏食

孩子一挑食、偏食，菌種生態就跟著失衡。我們體內住著吃各種食物的菌，所以菌種生態要平衡，就什麼都要吃。如果這個不吃、那個不吃，就很容易因為飲食不均衡而使得體內菌種失衡。

● 抗生素使用過度

抗生素不只殺壞菌，它也殺好菌，好菌一旦損傷，體內的菌種就很容易失衡。不只如此，過度使用抗生素還會讓菌產生抗藥性，也就是說，壞菌再長回來時，就更不怕藥物了，生長得愈發堅強。

● 壓力大、晚睡、藥物

壓力大、晚睡，就會使免疫力下降。另外，有些藥物能夠抑制免疫系統，如類固醇藥物。我們體內的菌種是否和諧相處，靠的是免疫力的調節；如果免疫力下降，不安份子就要作亂，菌種生態很容易出問題。

因此，孩子很可能會在即將大考、壓力很大時，為了念書晚睡，又老是抓有糖的食物來補充能量，造成泌尿道感染。泌尿道一感染，傳統治療方式就是給抗

生素，但抗生素一吃，菌種就失衡得更厲害了。下次，只要多吃一點糖，就可能泌尿道感染，再用藥，接著菌種失衡，之後抗菌性更強……如此進入了惡性循環，反反覆覆的復發個沒完沒了。因此，現在相關研究都指出，泌尿道感染不應濫用抗生素[51]。畢竟，體內環境並不是一個戰場，而是一個生態[52]。

如何遠離泌尿道感染？

如果泌尿道已經感染了，最好趕快減糖、多喝水。同時服用蔓越莓錠。蔓越莓含有 A 型原花青素（A-type proanthocyanidins, PACs），它是一種能防止菌沾黏在尿道、膀胱壁上的物質，因此可以防止泌尿道感染。在這裡建議服用蔓越莓錠保健品而不是喝蔓越莓汁，是因為在台灣很難買到不加糖的蔓越莓汁，而且 PACs 劑量要夠，就得喝非常多蔓越莓汁，所以直接食用蔓越莓錠最好[53]。

在泌尿道感染期間，補充益生菌能協助平衡菌種生態，也可服用提升免疫力的保健品，暫時提高免疫力，協助平定菌種之亂。如果孩子有發燒，那便兩小時服用一粒，如果孩子沒有發燒，則可以四～六小時一粒，直到症狀消失為止。

切記！如果希望孩子不要反覆泌尿道感染，最根本的做法，依舊是改變飲食，以及修正生活習慣。

避免泌尿道感染的生活習慣
● 根治飲食
● 多喝白開水，少喝含糖飲料
● 不濫用抗生素
● 不憋尿
● 早睡

10｜陰道癢／舌苔厚白

陰道癢和舌苔厚白，都是念珠球菌（Candida albicans）繁殖過度引發的。

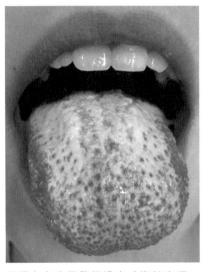

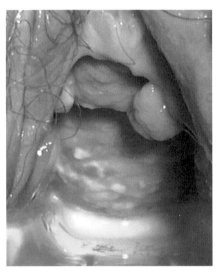

舌頭上念珠菌繁殖過度（資料來源：
https://reurl.cc/nl7a1）。

陰道裡念珠菌繁殖過度（資料來源：
https://reurl.cc/ZlWmg）。

　　念珠菌其實是我們體內正常的共生菌種（commensal），我們與這類菌是共生狀態；它們幫我們做點事，我們給它們一點營養。但是，當菌繁殖過量時，就

會造成破壞。念珠菌繁殖過量時會分泌酵素，割破我們表皮的結締組織，將菌絲深入。如此一來，被破壞的組織就要發炎，一發炎，組織胺便釋出以調度白血球，就會癢得不得了。

念珠菌能夠分泌酵素割破表皮，同時也可以割破免疫細胞，逃離將它吞噬的免疫細胞。這就是為什麼，只要我們免疫力一下降，或是體內菌種一失衡，念珠菌那麼容易就一發不可收拾的快速繁殖[54]。

女生陰道癢最常見的原因，與泌尿道感染非常相似：糖攝取過量、挑食／偏食、抗生素／抗真菌藥物使用過度、壓力大／晚睡、使用抑制免疫系統的藥物。

如何遠離陰道癢／舌苔厚白？

由於念珠菌的繁殖很依賴糖，因此減糖便能導正大部分陰道癢和舌苔厚白的問題[55]。除此之外，所有遠離泌尿道感染的方法，幾乎也都適用於遠離陰道癢和舌苔厚白（參見第 99 頁）。

也建議補充提升免疫力的保健品，在陰道癢時十二小時吃一粒，或在睡前吃一～二粒。

11｜扁桃腺炎 / 鼻炎 / 扁桃腺結石

扁桃腺其實是淋巴系統中的一員，它本身就是一個大型淋巴結，而淋巴系統就是我們抵抗外敵的軍隊。如果把免疫系統對抗外敵比喻為戰爭，那扁桃腺所處之地，便可說是非常有策略性的軍事基地。

扁桃腺的組織其實是一圈的，稱為魏氏扁桃體環（Waldeyer's tonsillar ring），包含了咽扁桃腺、咽鼓管扁桃腺、顎扁桃腺、舌扁桃腺。

如果仔細觀察它們所處的位置，就會發現它們是為了鼻子和嘴巴這兩個對外開口而站崗的。

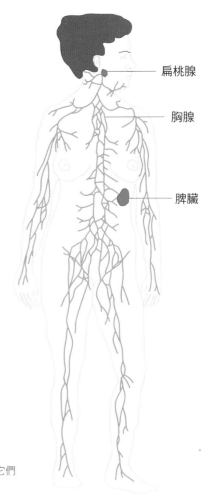

扁桃腺

胸腺

脾臟

扁桃腺是淋巴系統中的一員大將，就像胸腺和脾臟一樣，它們都是大型淋巴結（資料來源：https://reurl.cc/4oyev）。

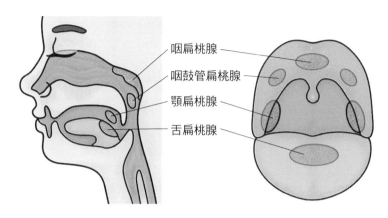

咽扁桃腺
咽鼓管扁桃腺
顎扁桃腺
舌扁桃腺

扁桃腺組織包含了咽扁桃腺、咽鼓管扁桃腺、顎扁桃腺、舌扁桃腺。

　　我們的鼻子和嘴巴，隨時都可能有外來的病毒和細菌侵入，扁桃腺就站崗在這裡過濾路經鼻子和嘴巴的空氣和食物。如果抓到了外來的敵人，在扁桃腺裡的白血球就會引發發炎或發燒，用以殺死敵人。這時，鼻腔內和喉嚨後方的扁桃腺就可能會紅腫／發炎、嘴裡靠後顎的地方起水泡，出現鼻炎的症狀[56]，人也很可能發燒[57]。

　　如果淋巴循環是一整個軍事輸送的管道，那我們可以將淋巴結看作是這個系統裡用來關犯人的地方。在這個監獄裡，有集中的免疫軍力。如果監獄裡看守的軍力太弱了，打不過病毒或細菌，讓它們得逞而繁殖過盛時，淋巴結就很可能會腫大，因為只有腫大和血管擴張，才能把羊腸小道開拓成高速公路，讓其他支援兵力能快速趕來支援。由於扁桃腺本身也是淋巴結，所以扁桃腺腫大也是同樣的道理[58]。等到兵力齊了，病毒或細菌被殲滅了，淋巴結、扁桃腺（喉嚨）就不腫了，鼻子不再堵塞流鼻水了。

　　如果一個孩子免疫系統太弱，兵力老是不足，被關在扁桃腺裡的病毒或細菌老是殺不死，而且還可能反撲繁殖，就會導致扁桃腺長期腫大。除此之外，扁桃腺長期腫大也可能是過敏造成的。因為扁桃腺負責過濾外面進來的食物或空氣，

如果孩子對空氣或食物裡的物質有過敏反應，只要一接觸到這些物質，扁桃腺就可能發炎腫大。但是，只要孩子的免疫力夠強，應該不會造成長久的扁桃腺問題（認識過敏，參見第 72 頁）。

免疫力弱的主要原因

1. 飲食裡糖過量

當孩子因為吃得不對（糖太多、肉太少），血糖飛快升上去又重重掉進谷底，腎上腺就受傷了。當外敵刺激免疫系統，同時能夠刺激腎上腺提升血糖，供給能量，用以殺敵。相反的，如果腎上腺累了，那免疫系統也就會因為能量不足，而影響殺敵的戰力[59]。飲食裡糖過量，免疫力就可能降低。

2. 過敏、微量發炎

這些都是長期的病症，也都需要免疫系統長期工作，最後免疫系統長期過度勞累，機能就減退、變弱了。

3. 藥物使用

含類固醇的藥物會抑制免疫系統，藥用久了免疫系統就弱了。除了類固醇外，使用抗生素對免疫系統也有所影響。頻繁使用抗生素會造成菌種失衡，菌種一失衡，身體就容易發炎，免疫系統就容易疲倦[60]。

4. 緊張焦慮、睡得不夠

我們的腎上腺有一個重要功能，那就是處理壓力。所以，當一個人長期緊張焦慮，腎上腺就會過度疲憊。腎上腺一過累，免疫系統就會因為沒有足夠的能量供給而戰力下降。

　　當一個人該睡的時候不睡，或睡得不夠時，讓我們有能量可以支撐著的，就是腎上腺；如果睡不夠，時間久了，腎上腺就要受傷[61]。腎上腺一受傷，免疫系統也一起跟著遭殃。

　　免疫力不足，使得顎扁桃腺和舌扁桃腺發炎，或是細菌所代謝出的硫磺和一些倒流的鼻涕，卡在扁桃腺隱窩的深褶中，再混合口水裡的鹽分，就可能形成結石，稱為扁桃腺結石[62]。

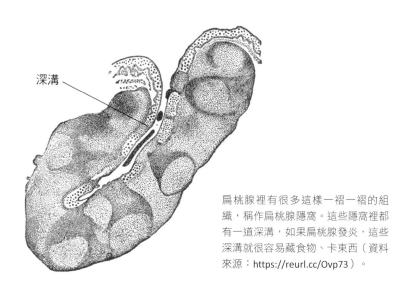

深溝

扁桃腺裡有很多這樣一褶一褶的組織，稱作扁桃腺隱窩。這些隱窩裡都有一道深溝，如果扁桃腺發炎，這些深溝就很容易藏食物、卡東西（資料來源：https://reurl.cc/Ovp73）。

扁桃腺結石不見得會被察覺，卻有可能造成一些症狀。

扁桃腺結石常見症狀	
● 喉嚨痛 ● 有痰 ● 乾咳 ● 吞嚥困難 ● 耳朵痛	● 口臭（細菌代謝出的硫磺，味道就像臭掉的蛋） ● 嘴裡有怪味 ● 感覺有異物，舌頭可以感覺到一粒一粒像石頭一樣的東西

　　除了以上的可能外，扁桃腺結石也可能是維他命 K 不足引發的，因爲維他命 K 能阻止身體鈣化[63]。身體鈣化就是鈣在組織中沉澱，然後讓它硬化的過程。我在門診中，常見到抗生素使用過度、菌種失衡的病患有類似症狀，這類病患同時多有扁桃腺類問題與盲腸發炎問題（參見第 126 頁）。因爲，我們體內最大宗的維他命 K 來源，是由腸菌代謝產生的[64]；如果菌種失衡，維他命 K 便很可能不足。

　　除了濫用抗生素外，免疫力不足也可能導致菌種失衡，因爲我們身上的菌，其實是免疫系統在管理的[65]。

如何遠離扁桃腺長期發炎？

1. 養成支援免疫力的好習慣

　　想要免疫力夠強，就要吃得均衡、節制糖分，讓血糖不震盪。想睡的時候去睡，睡得足夠。最後，有情緒不悶在心裡，要有效的講出來。孩子只要這幾件事能掌握得好，免疫力要增強很容易。

2. 檢查發炎和過敏根源

　　認識發炎與過敏，參見第 72 頁。

　　記得，如果孩子已經是青少年，最好也檢查一下性傳染病。很多性病傳播細菌或病毒都沒有症狀，卻能造成體內長期發炎。

3. 檢查藥物副作用

　　很多藥物都有降低免疫力的副作用，如果孩子正在服用西藥，記得一定要詳細查詢藥物副作用。通常在 Google 輸入藥物名稱，就可以查到藥物副作用。可以使用下列表單，做爲檢查的工具。

藥物副作用檢查表			
藥名	主要成分	作用	副作用
例： 強的松／可的松	糖皮質醇激素	消炎	● 免疫力下降 ● 體重增加 ● 傷口難癒合 ● 月經失調 ● 骨質疏鬆 ● 腸胃問題 ● 精神不穩定

4. 鹽水漱口、洗鼻、蒸鼻

　　鹽水抑菌，也因此能夠消炎。當扁桃腺正在與病菌大戰時，養成每日用鹽水漱口和洗鼻、蒸鼻的習慣，能夠有效幫助免疫系統打勝仗。

健康 TIPS

用鹽水漱口的方法

1. 將一茶匙鹽（海鹽、岩鹽等天然鹽，不要用精鹽）加入 100 ml 的溫開水（使用已過濾掉或揮發掉氯的水，或是裝好自來水，不加蓋靜置三十分鐘後微波加熱。氯會殺好菌，干擾菌種平衡，但它是氣體，不加蓋的話自然會揮發掉）。

2. 稍微攪拌一下，待鹽溶化掉了，即可以使用。用鹽水漱口，盡量讓鹽水沖洗到喉嚨深處。扁桃腺發炎時，可以在起床、每一餐餐後、睡前都用鹽水漱口。

洗鼻、蒸鼻的方法

1. 洗鼻器 / 洗鼻壺（netipot）可以上網購買。洗鼻壺是印度阿育佛陀傳統醫學中用了上千年的工具。

2. 如果孩子害怕使用洗鼻壺，可改用蒸鼻機（蒸臉機），裝進上述做法製作的鹽水，再滴幾滴樟腦精油，用以蒸鼻子。扁桃腺發炎時，可以在起床、每一餐餐後、睡前都洗鼻、蒸鼻。

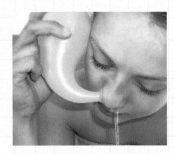

洗鼻壺（資料來源：https://reurl.cc/N0p2n）。

5. 吃對油

　　我們的食物分解成碳水化合物、蛋白質和脂肪後，長鏈脂肪酸和乳糜微粒這種脂肪類的東西在腸絨毛裡就進入了淋巴，最後回到血流供肝臟合成使用。滿載脂肪的淋巴，最後能大大的影響高 / 低膽固醇的量。

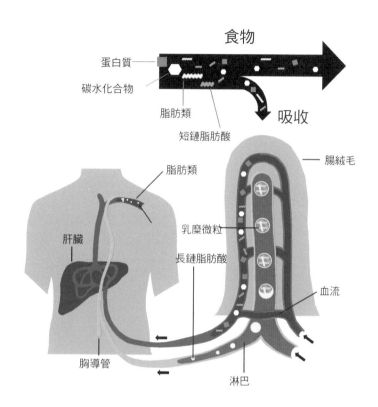

當我們吃下的三大營養元素：碳水化合物、蛋白質、脂肪被小腸絨毛吸收後，蛋白質和碳水化合物就跟脂肪類分道揚鑣，脂肪類立刻被送進了淋巴（資料來源：https://reurl.cc/jDkzq）。

　　如果我們平時吃的油不好，或用錯了油做菜，油耗掉氧化時會產生醛類（aldehydes），這些物質將阻礙益生菌生長，阻礙白血球運作，刺激血栓形成，導致細胞病變，以及抑制蛋白質合成和酵素運作[66]。

　　也難怪吃錯油能夠阻礙白血球運作，白血球是我們的免疫軍隊要員，除了在血液中，也活躍於淋巴液中，現在淋巴直接吸收油脂類的東西，如果油已耗掉氧化，淋巴便首當其衝。

6. 不同的益生菌種輪著服用

免疫系統控管體內菌種，當某些菌繁殖過快時，免疫軍隊就可能管不住，形成發炎。所以，如果有扁桃腺發炎的情況，服用益生菌可以協助免疫系統運作。但記得菌種一定要多元才可能有均衡的生態，所以，不要一直吃同一種菌，要變換不同的菌種。人住在哪裡，最好服用當地（本地）培育的菌種。

7. 補充提升免疫力的保健品

營養元素和草藥，常能助免疫一臂之力，將之帶向正向循環。如果是感冒引發扁桃腺發炎，提升免疫力的保健品可以二～四小時一次，每次一粒。如果扁桃腺有慣性發炎問題，建議在扁桃腺發炎期間，提升免疫力的保健品建議六～十二小時一次，一直到症狀消失。

8. 在扁桃腺褶處（folds），擦魚肝油＋益生菌

扁桃腺發炎腫大時，它的褶處很容易藏東西，東西一卡住，細菌就開始滋生。細菌一滋生，扁桃腺就腫得更大，形成惡性循環。

所以，在支援扁桃腺痊癒時，確保褶處不滋生細菌很重要。但卡住的食物很難時時清乾淨，因此，用「以菌抑菌」的方法最好。將一茶匙魚肝油和一粒益生菌膠囊混合，每日早晚刷牙後，擦在顎扁桃腺褶處。不可使用加糖的益生菌。

健康 TIPS

扁桃腺老發炎，該不該割掉？

就是因為扁桃腺腫大其實是淋巴工作裡的一環，所以將它割除，並沒有什麼幫助[67]，因為割得掉淋巴結，卻割不了淋巴系統。不只如此，研究還發現扁桃腺割除了，如 B 細胞和 IgA 這類免疫細胞就減少了[68]。

12｜流感／肺炎／腸胃炎／腸病毒（諾羅病毒）

　　如果扁桃腺沒有從嘴或鼻抓到從這裡進來的病菌，跑進身體裡的病菌，就會開始往前進。隨空氣進來的病菌，進入人體後有兩條路可以走：一個是氣管，一個是食道。

　　如果病菌成功的進入氣管，開始繁殖，孩子就會出現呼吸道症狀，一開始可能是不停的打噴嚏、鼻子乾、喉嚨痛，接下來開始發燒、流鼻涕、咳嗽。鼻子乾不是好現象，因為我們體內所有黏膜，包括鼻黏膜，都是免疫防線之一[69]。在這些溼溼的黏膜裡，藏有很多免疫軍隊等著抓外敵，而且黏膜是往體外排出的，它一直往外流，病菌就不容易往體內走。所以鼻子一乾，免疫力就要拉警報了。

　　病菌成功進入了呼吸道，下了氣管，開始繁殖，等免疫軍隊抓到現行犯，就要開始全面作戰。這時，整個呼吸道都要增加黏膜的量，藉此帶出增強的軍力，

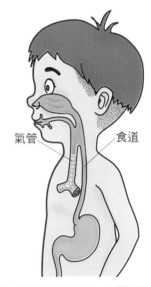

氣管　　　　　食道

從嘴或鼻進入的病菌，有兩條路可以進入體內，一個是氣管，一個是食道。

而我們就可能開始流鼻涕。從鼻涕的顏色，看得出打仗的過程。

平時鼻黏膜是無色的，當有病菌感染時，由於免疫軍隊開始打仗了，病菌加上死傷的免疫細胞，就會讓黏膜開始變色。當黏膜顏色偏白和綠時，就是仗才開打沒多久；當它快打勝仗時，顏色就會變黃[70]。這就跟我們有外傷時，一開始流清湯，最後流膿，是一模一樣的。所以鼻涕變色時，你就知道免疫軍隊又往勝利推進一步了。

除了黏膜之外，我們的氣管還有另一個免疫關卡，那就是纖毛（cilia）。

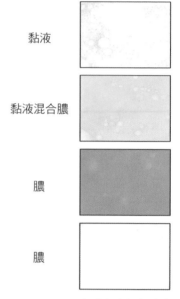

黏液

黏液混合膿

膿

膿

鼻涕和痰顏色的改變，讓你知道免疫這仗打到了哪裡。

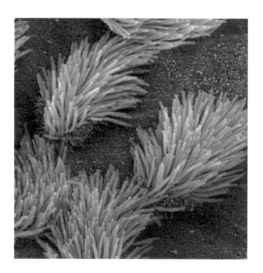

不停往上掃動的纖毛（資料來源：https://reurl.cc/DA39O）。

纖毛一遇上病菌，就可能啟動打噴嚏的反射，藉由打噴嚏，把病菌噴射到體外。在氣管裡的纖毛是會動的，它不停的往上掃動，病菌隨著黏膜被掃到喉嚨，就成了痰。

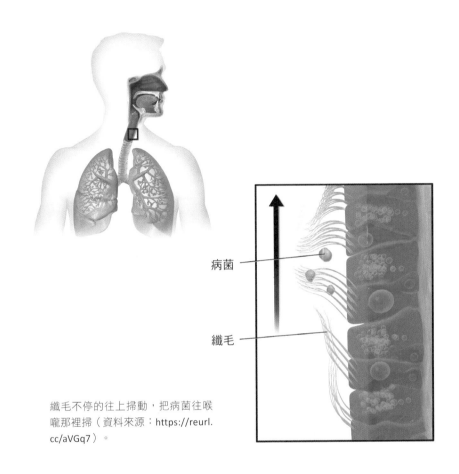

病菌

纖毛

纖毛不停的往上掃動，把病菌往喉嚨那裡掃（資料來源：https://reurl.cc/aVGq7）。

　　往喉嚨掃有一個好處，痰可以從嘴巴吐出去，或是吞下去，被消化系統消化掉。所以，痰跟鼻涕一樣，從顏色變化就可以看出免疫與病菌現在仗打到哪裡了。另外，當氣管和支氣管感到有異物或外敵時，就會出現咳嗽的反射[71]。咳嗽時，空氣被排出體外的速度，有時可以高達每小時一百英哩，這樣的速度能確保身體想要排出的東西能順利被排出去。所以，咳嗽其實是好事。

　　如果這些免疫關卡，都無法把外敵清除乾淨，那免疫軍隊就會將體溫調高，把病菌熱死，這就是發燒[72]。發燒還有另一個功能，那就是從骨頭裡取鈣[73]。由

於免疫軍隊在打仗時，通訊系統傳訊靠的是鈣質[74]，所以當我們感冒時，常常會感到骨頭疼痛，那是因為身體正從骨質裡調出鈣。

發燒不是病，它只是痊癒過程中的一項症狀，但是做父母的卻對發燒怕得半死，醫界稱之為「發燒恐慌症」。發燒沒有什麼大問題，但許多父母或祖父母因為得了發燒恐慌症，而做出一大堆阻止發燒的舉動，反而讓病情更加嚴重[75]。

研究發現，過早把燒退了，身體重要的殺敵機制就被打斷，對痊癒有極負面的影響，可能會讓感染更加嚴重[76][77]。

所以，流鼻涕、打噴嚏、咳嗽、發燒其實都是免疫系統正在努力工作的表現，那些完全沒有症狀或是完全不感冒的人，很可能是免疫力太低了。有時，孩子痰咳不出來，潮溼的痰卡在溫暖的肺裡，就很容易造成細菌滋生，甚至演變成肺炎。

肺炎會讓人如此緊張，是因為發炎時血管會擴張，那時就會流湯。肺泡一充水，氣體就無法交換，人得不到氧氣，生命就會有危險。肺裡有水時，其實可以聽得出來，有點像我們使用吸管那樣發出呼嚕呼嚕的聲音。

肺裡有水時，可以聽得出來。請參見範例：
https://reurl.cc/x7QpV

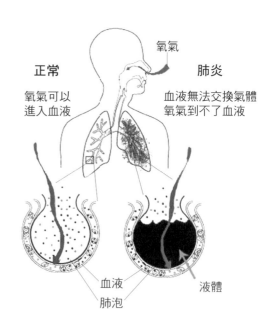

正常的肺部與肺炎肺部運作的不同（資料來源：https://reurl.cc/kXErr）。

　　如果病菌沒有進入氣管，而是成功的進入了食道，那它第一個要面臨的，就是像鹽酸一樣酸的胃酸，病菌一接觸到這樣的強酸就被燒死了（所以，如果孩子的胃環境不夠酸［參見第 68 頁］，那他動不動就會得腸胃炎）。要是病菌僥倖逃過這一劫，等著它的，是消化道裡的黏膜和益生菌。特別要提醒的是，像 NSAIDs 這類退燒藥，會讓胃黏膜變薄；當黏膜變薄時，這個第一道防線就不夠穩固了[78]。

　　消化道裡的黏膜和呼吸道裡的黏膜一樣，都駐守了很多免疫軍隊。由於消化道裡布滿了有利於食物吸收的絨毛，展開的面積極大，為了要保護這麼大塊的面積不被外敵侵入，所以消化道裡的黏膜，還住著全身最大量、種類最繁多的益生菌，幫著我們抵禦外敵。孩子如果常常因病使用抗生素，而抗生素不只殺壞菌，也殺益生菌，當孩子的益生菌失衡或不足時，就很容易出現消化道疾病。

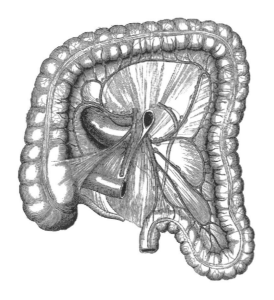

藍色部分，就是腸道裡龐大的淋巴免疫系統（資料來源：
https://reurl.cc/XEVag）。

如果外來的病菌連這一層也攻破了，那接下來它所面對的，便是龐大的腸淋巴組織。

消化壁的設計很薄，是為了方便食物吸收，但這個高滲透率也同時讓病菌比較容易入侵，這就是為什麼人體最大宗的免疫軍隊駐紮在消化道裡。如果病菌混著營養進入身體裡，是在上消化道被抓到的，腸神經便會開啟嘔吐反射，把病菌從嘴巴吐出來[79]。如果病菌在下消化道被抓到，腸神經能促使腸壁大量分泌液體，同時也能讓腸子劇烈蠕動，造成腸絞痛，這些都是為了將病菌沖出體外，也就是拉肚子。如果上下消化道都受到病菌感染，這個人可能就會上吐下瀉[80]。所以，嘔吐和拉肚子都是一種保護機制。

到了流感季節，因為氣溫變低、溼度變低，所以病毒比較容易生存[81]。像諾羅病毒這類的病毒如果從消化道闖進身體裡，那腸病毒就犯了。

孩子很大一部分的免疫系統，並非一生下來就有的，他們的後天免疫系統就與他們的人格一般，必須要遇到困難、克服困難，才得以逐漸成熟。孩子的後天免疫力，能為他們所見過的病菌打造抗體，往後再見到同樣的病菌時，就能更好更快的處理。

所以，大部分孩子小時候比較容易生病是正常的，因為孩子小的時候免疫力還不夠成熟。等到孩子的身體見多了病菌，每次遇見新病菌，免疫系統會想辦法殲滅它們。免疫系統成功的防衛了身體，見多識廣了、變聰明了，就成熟了。免疫系統成熟了，孩子生病的次數會變少、生病持續的時間也會縮短。

但是，如果大人怕孩子生病受苦、危險，所以老是打斷生病的痊癒過程，比如餵退燒藥、吃抗生素，免疫系統就會因為操練太少，而總是不能成熟。不成熟的免疫力，就像從沒有自己克服過困難的人一樣，一遇到病菌，馬上就病得很重，並不會因為年紀增長就變得比較好。一個從沒有靠自己力量克服病菌的免疫系統，頂多只能算是「草莓族免疫」，抵抗不了什麼病菌的。

孩子得了流感 / 肺炎 / 腸胃炎 / 腸病毒（諾羅病毒）怎麼辦？

● 補充提升免疫力的保健品

孩子感染了這些病菌後，能夠為孩子打勝仗的大將就是免疫力，所以支援免疫力是最關鍵的事。遇上了流感 / 肺炎 / 腸胃炎 / 腸病毒時，一開始可以比較頻繁的補充免疫保健品，二～四小時一粒。等症狀減輕後，就可以把時間間隔拉長，六～十二小時一粒。待症狀結束後立即停用。

要特別提醒，由於免疫保健品並不打斷生病過程，因此，症狀並不會因為服用它就消失，反而有可能加劇，痰更多、咳嗽更嚴重，因為免疫軍力多了，戰疫可能更慘烈。但是，免疫保健品能縮短打仗的時間，讓病人比較快好起來。

另外，如果正在使用任何會抑制免疫力的藥物，如類固醇藥膏、藥丸等，補充免疫保健品並不會有太大效果。

● 發燒喝骨頭湯 / 吃保健品補鈣

如果孩子發燒沒有超過四十度，家長只要注意讓孩子多休息，補水、散熱即可。可以用冷毛巾敷，切記不要用被子把孩子捂出汗來，身體準備好了要降溫，自然會出汗降溫。如果天氣太熱，已超過人體體溫，開空調時記得溫度不要調得太低。如果不需要開空調，開電扇讓空氣循環對流時，不要對著人吹。通常孩子發燒時一定不想動，只想睡，因為休息能夠節省能量，給免疫力多些能量打仗。

如果孩子發燒超過四十度，或是孩子抱怨骨頭痛，可以給孩子補充鈣質。比較能立即被吸收利用的是乳酸鈣（calcium lactate）。此外，骨頭湯也含有豐富的礦物質，其中包含很容易被身體吸收的鈣質。燉煮骨頭湯時要加點酒或醋，否則礦物質無法釋出（正確燉煮骨頭湯的方法，參見《根治飲食帶你遠離慢性病》第255頁）。孩子生病時，喝骨頭湯是有助痊癒的。

由於人的體溫通常都是晚上比較高，清晨睡醒時體溫最低[82]，所以，如果免疫系統要調高體溫殺菌，體溫會於入夜時開始升高，因此一般人發燒都是在晚上[83]。但是，如果孩子是在早上燒起來，那父母就要特別注意了，可能要加強免疫支援、補充水分、注意散熱。

如果孩子正在使用會抑制免疫力的藥物，發燒時應立即就醫。如果孩子發燒超過五日或四十度以上一直不降，也建議就醫。

● 減糖減澱粉

當孩子的血糖震盪時傷到腎上腺，免疫力就會因為能量不足而下降。所以孩子生病時應該注意減糖，生病就要喝粥這樣的文化習慣，其實是對痊癒非常不利的。如果孩子沒有胃口不想吃肉，可以給孩子喝骨頭湯，而不是喝粥。

● 用鹽水蒸洗鼻子

用鹽水蒸洗鼻子的方法，參見第 108 頁。

想知道
更多

感冒／流感／
腸胃炎的疑難
雜症 ， 請 參
見：https://
reurl.cc/NLobx

● 益生菌用對時候

孩子得了腸胃炎時不建議服用益生菌，因為在腸胃炎期間服用益生菌，通常拉肚子會拉得更厲害。但如果是呼吸道感染，有咳嗽、流鼻涕等症狀，並未拉肚子，則可以服用益生菌幫助痊癒[84]。

● 化痰而非止咳

前面提到，免疫力打勝仗後，往外掃出的死菌加上戰死的軍隊而形成痰（參見第 112 頁）。我們會咳嗽，就是因為要把這些廢棄物排出去，如果這時一直給孩子止咳藥

物，就會打斷這個痊癒過程。為了不讓痰堵塞在肺部咳不出來，這時我們應該給孩子的是能夠化痰的草藥。

化痰能力最顯著又最容易取得的草藥便是川貝。市售川貝很容易攙有麵粉，因為兩者顏色很像而不易分辨。建議購買整粒川貝母，自己帶回去磨。磨好後用開水調開或加入湯中服用。

健康 TIPS

止咳的草藥

如果孩子得了肺炎或已轉成支氣管炎，可以到中藥房買魚腥草＋百合煎煮後服用。

魚腥草於研究中證明有多重功效，其中一項是消炎，也就是清熱解毒。因此它對於肺炎以及支氣管炎的痊癒有幫助[85]。

新鮮魚腥草味道很難聞，所以稱為「魚腥」草，但乾燥的魚腥草不但不難聞，煮開後還有淡淡的肉桂香氣，色澤似紅茶。搭配百合或薄荷這類有止咳功效的草藥一起與水煎煮，不但好喝，而且能夠有效協助深藏在肺部的發炎痊癒。

正確煎煮的方法，可以請中藥房在配藥時說明。

切記，川貝和魚腥草這類能降火的草藥性寒，在發炎痊癒後就應該停止使用，絕不可長期服用，以免造成反效果。

● 服用魚肝油消炎

感染病菌時的第一個免疫反應一定是發炎，因此，發炎其實是痊癒過程的一環，打斷它就影響了痊癒。這時，如果我們能支援消炎反應，整個痊癒過程就會縮短。魚肝油裡的油脂能夠支援消炎，因此孩子感染病菌時，按品牌指示加倍服用魚肝油有利痊癒。

一 定 要 知道的腸病毒基本概念，請參見：https://reurl.cc/6noo6

得了腸病毒該怎麼吃？請參見:https://reurl.cc/AAOxQ

● 沒胃口就不要吃

孩子得腸胃炎或腸病毒時，因為腸道處於發炎狀態，自然沒有胃口，那時身體的首要目標是排出病菌，吸收食物就要等一等。身體會發出「不想吃」的訊息，就是要孩子等它把病菌排除完畢再吃。這就是為什麼，如果在這種時候硬逼孩子吃東西，孩子就會吐或拉得更厲害，無謂的拖長了痊癒的時間。等病菌排除完畢了，孩子自動會跟你要東西吃。

孩子腸胃炎或腸病毒期間餵食順序的原則：

先餵骨頭湯→沒吐沒拉→再餵湯和一點肉→沒吐沒拉→再餵湯、肉、纖維較少的根莖類蔬菜（比如蘿蔔、節瓜、芋頭、地瓜等）→沒吐沒拉→再加上煮爛的纖維多的大葉蔬菜

完全正常後，才能接觸奶製品和有糖的食物。

川貝母怎麼判斷是真是假？

　　川貝用於化痰，但是，買粉狀的川貝很容易買到有攙和麵粉的。最保險的方法，便是買川貝母。

　　川貝母很像薏仁，買的時候要仔細辨識。

沒有黑線 　　　　　　　　　　　有黑線

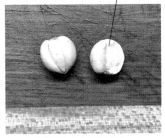　　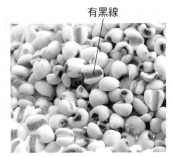

川貝母（作者提供）　　　　　薏仁（圖片來源：shutterstock）

川貝母通常有一片像胚芽一樣的東西覆蓋，凹下處「沒有」一道黑線。薏仁通常沒有一片東西覆蓋，凹下處「有」一道黑線。當然，如果你吃下川貝發現痰沒有化解，大概買到假貨了。

單吃川貝只能化痰，並不能止咳，所以通常建議加一點枇杷膏、固金膏之類的止咳草藥。

反覆拉肚子可能是感染寄生蟲

　　以往都是要到衛生條件不佳的地區，才可能感染寄生蟲，但是近年我在門診中，常常看到居住在北美地區的人糞便檢測報告中出現寄生蟲，主因是都會區生活緊張，再加上飲食組合不對，胃酸普遍過低。

　　胃酸不足，第一道免疫防線就失守了，不能在寄生蟲一進入胃部時就用強酸將它燒死，讓寄生蟲得以通過胃部，進入腸道寄居。

由於孩子們的生活都很緊張，趕這趕那的上課補習，再加上飲食組合不均衡，糖類過高而肉類過少，導致他們的胃酸不足，胃部環境不夠酸。胃酸不足之下，再接觸沙拉、生魚片等生食，很容易就感染寄生蟲。所以，如果孩子飲食和生活作息都已經調整了，卻還是反覆拉肚子，建議採糞便樣本，到醫院檢驗有沒有寄生蟲寄居腸道內。

孩子到底要不要打流感疫苗？

在回答這個問題之前，我們要先問，流感疫苗有效嗎？

疫苗的概念，來自於後天免疫系統能夠記憶我們所遇過的病菌並製造抗體，往後再遇見時，就有抗體能夠快速殺敵。但是，一個抗體是專門為一個病菌製造的，而流感疫苗裡的病毒，卻是人工「猜」出來的。猜對了有效，猜錯了就白打了。

2004 至 2005 年的流感季節，流感疫苗有 90% 無效[86]。到了 2012 至 2013 年流感季節，流感疫苗只有 49% 有效，也就是一半的人都白打了；而對於六十五歲以上的老人，只有 11% 有效[87]。2014 至 2015 年流感季節，流感疫苗有效率只剩 19%，這一年，兩歲到八歲的兒童，流感疫苗有效率只有 15%[88]。

流感疫苗成效如此差，但為何美國疾病管制與預防中心（Centers for Disease Control and Prevention, CDC）卻總是要撕破喉嚨的呼籲所有人都去打流感疫苗呢？

不要忘了，疫苗其實是一項「商品」。英國醫學期刊於 2015 年所做的調查報告中指出，美國疾病管制與預防中心每年接受廠商高達百萬美金的禮金或禮品，並不中立。前 CDC 主任格爾貝丁（Julie Gerberding）離開 CDC 後，便到默克藥廠的疫苗部門任職[89]。在收受利益的情況下，CDC 大力鼓勵民眾施打疫苗的同時，便可能忽略它所帶來的傷害。

在一個持續八年的研究中發現，年年打流感疫苗的人，對流感的免疫力反而會降低；而五年沒有打疫苗的人，對流感病毒的免疫力卻是最強的[90]。最讓人憂心的是，疫苗造成免疫系統負荷過度，可能引發自體免疫系統問題，如第一型糖尿病。

在美國，1999 年時每個孩童接受八十支疫苗，到了 2013 年，又增加了八十支，變成了一百六十支。每一支疫苗打進孩子身體裡的都是病菌，合體疫苗是將很多種病菌一次打進身體裡，這些全都需要免疫系統去處理。在疫苗快速增加的今日，可以想見孩子的免疫系統負荷也愈來愈重[91]。

由於免疫系統是有限的資源，如果它們被拉去抵禦某一種病菌，就可能無法對抗另一種病菌。這就是為什麼在一個針對氣喘兒童的研究中發現，打流感疫苗的兒童，反而會有三倍的風險因流感而住院[92]。

如果流感疫苗是噴鼻式，被施打者的體液中則可能含有活性病毒，這樣的情況稱為「vaccine shedding」，對那些免疫力較低的族群傷害特別大，這就是為什麼美國很多醫院裡都張貼警語，請剛接觸過活性病菌的人不要來探望病人。

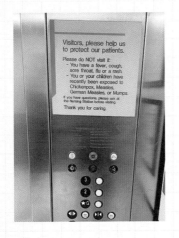

這是美國一所醫院（Stanford Health Care - ValleyCare Medical Center）電梯裡張貼的警語：

探病者，請幫助我們保護病人。如果你有以下情況，請不要探病：
- 發燒、咳嗽、喉嚨痛、感冒或起疹子；
- 你或你的孩子最近有接觸水痘、麻疹、德國麻疹、腮腺炎病菌。

這段警語中特別提到水痘、麻疹、德國麻疹、腮腺炎病菌，是因為水痘疫苗以及麻疹腮腺炎德國麻疹混合疫苗（MMR vaccine）都是含有活性病菌的疫苗，能夠傳染給免疫力低下的人[93][94][95]（作者提供）。

流感疫苗除了可能對個人有傷害，也可能對全人類所處的生態環境有傷害。我們搭飛機入關前，都要經過檢疫，每個國家都有規定，民眾不能隨便帶動植物入關。

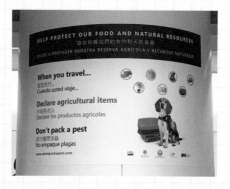

在舊金山機場入關領取行李處的告示：「協助保護我們的食物和天然資源：當您旅行申報農產品，請勿攜帶害蟲。」（作者提供）。

想知道
更多

疫苗該打還是不打？請參見：https://reurl.cc/9j4Oj

為何打了疫苗卻生病？請參見：https://reurl.cc/eeD3j

這個規定是為了要保護生態。一個外來的生物很可能因為在新的環境裡沒有天敵而繁殖過度，比如福壽螺這樣的生物，能夠造成大規模的生態破壞。那我們是不是應該要想一想，以人工繁殖病菌，再往身體裡打，會如何影響整個生態呢？有沒有可能造成病菌環境裡生態的破壞與混亂呢？有沒有可能因為演化突變，而變成更難殺死的病菌呢？本來我們免疫系統完全能夠克服的感冒病毒，有沒有可能突變成連免疫力都無法處理的病毒呢[96]？

（孩童該不該施打其他疫苗，參見《瘦孕、順產、讓寶寶吃贏在起跑點》。）

健康 TIPS

陰道、肛門、尿道也是開口，為什麼很少病菌跑進來？

在陰道、肛門、尿道口，都沒有扁桃腺守門，為什麼比較少有病菌跑進來呢？為什麼口鼻有那麼多扁桃腺守著，卻老是有病菌跑進去呢？

主要的原因是，我們要呼吸、要吃東西，這些都是從外面往「裡」面送東西，病菌跟著空氣和食物，很容易就混進身體裡。

但是，尿道和肛門的尿和糞便都是往外排送，而且，陰道一直都有黏膜分泌，而黏膜則是無時無刻的往「外」流，所以，病菌比較沒有機會跑進來。這就是為什麼，黏膜分泌少了，或水喝不夠而不排尿、便祕，就很容易使得陰道、尿道、肛門感染發炎。

13｜盲腸炎／闌尾炎

盲腸連著闌尾，這個以往醫界認為「無用」的器官，最新研究證明，它其實是維護大腸健康的主力之一。

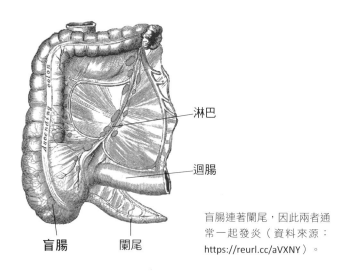

盲腸連著闌尾，因此兩者通常一起發炎（資料來源：https://reurl.cc/aVXNY）。

從闌尾演化的過程中發現，有豐富淋巴組織的動物才有闌尾，因此它可能具有重要的免疫防禦功能。除此之外，由於淋巴組織還能刺激益生菌生長，更確證了闌尾是益生菌的避風港。當大腸因為拉肚子或感染而流失了益生菌，闌尾裡養

著的益生菌，可以爲大腸即時補充。闌尾的存在，有利於大腸裡的菌種平衡，確保了大腸的健康[97]。這就是爲什麼，沒有闌尾的人比有闌尾的人，感染困難梭狀桿菌（Clostridium difficile）的風險高出四倍，這種菌很容易在病人反覆使用抗生素後感染[98]。

闌尾發炎常見的原因

- 腸胃裡有結石、異物堵塞闌尾
- 闌尾受到撞擊（如車禍、騎車摔傷、跟人打架）
- 腸道裡有寄生蟲
- 淋巴發炎
- 糞石（fecoliths）：也就是很硬的糞便堵住了闌尾。所以常便祕的人較容易出現這樣的問題[99]
- 腸菌失衡（dysbiosis）：研究發現腸菌失衡時，會引起發炎的菌比較多，而促成消炎的菌比較少，因此形成發炎[100]

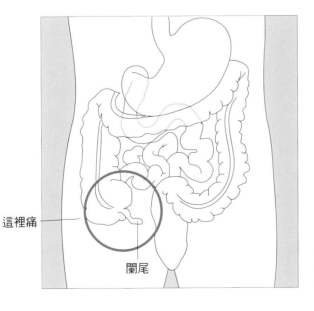

這裡痛

闌尾

圈起來的位置就是闌尾，發炎時，那個部位可能產生劇烈疼痛（資料來源：https://reurl.cc/LA2W4）。

闌尾發炎時，最顯著的症狀要屬右下腹劇痛。但由於闌尾發炎時的症狀千奇百怪，所以很容易誤診，造成病情拖延。

如果闌尾炎能及早治療，便能避免闌尾穿孔的危險。在闌尾還是完好的情況下，現代醫學傾向使用抗生素治療代替闌尾切除手術[101]。

如何遠離盲腸炎 / 闌尾炎？

● 平衡菌種，促進體內多元生態

平衡菌種的方法，參見第 78 頁。

特別要提醒，如果闌尾已移除，由於自身菌種生態容易失衡，很容易引發氣喘 / 過敏 / 鼻炎 / 異位性皮膚炎 / 癬 / 溼疹 / 蕁麻疹。

● 注意孩子排便形狀和氣味

孩子的大便形狀和氣味反映他們的消化狀況、菌種狀況、喝水狀況。布里斯托大便分類圖，把人類大便分為七類：

布里斯托大便分類法		
	第一型：一顆顆硬球	便祕
	第二型：腸狀，表面凹凸	輕微便祕
	第三型：腸狀，表面有裂痕	正常
	第四型：像腸或蛇一樣，且表面光滑	正常
	第五型：斷裂、柔軟塊狀	輕微腹瀉
	第六型：鬆軟小塊，糊狀	輕微腹瀉
	第七型：液狀，毫無固體塊	嚴重腹瀉

布里斯托大便分類法（Bristol Stool Scale，資料來源：https://reurl.cc/7kENl）。

當孩子的大便一粒一粒時，就表示糞便不夠溼潤，這樣很容易因爲堵塞而引發闌尾發炎。這不一定是纖維攝取不足，也可能代表油脂攝取不足，或吃錯油了，最有可能的是，孩子水喝得不夠多。當然，以上三種可能加總起來，便祕的情況不會輕。此外，孩子也可能在學校或公共場所不敢大便，糞便憋太久，水分被大腸吸收光了。

如果孩子糞便很臭，表示食物咬得不夠細、太快吞入，或是胃酸不足，造成蛋白質消化不完全，那臭味就是肉類腐敗的味道。如果孩子糞便氣味長期很臭，表示常有腐敗的食物滯留大腸裡，腸菌很容易失衡。

● 糞便微生物移植（糞便腸菌叢移植）

如果孩子反覆出現闌尾炎，或是反覆出現拉肚子或便祕，也可能有過敏等症狀，這些多數是因爲腸菌生態失衡了。它的成因有可能是孩子經剖腹生產，沒有取得母親產道裡的益生菌，或是母親自身菌種也失衡，或是孩子反覆使用抗生素而打亂了菌種平衡。那麼，糞便微生物移植便是可以考慮的治療方式。簡單的說，糞便微生物移植就是拿有健康腸菌的人的糞便，注入患者的大腸。

這個治療方法最早出現的記載是中國李時珍使用「金水」，也就是以新鮮或已經發酵過的糞便水治療食物中毒或是腹腔疾病[102]。其後，由於各種研究都顯示此種療法效果顯著，因此美國食品藥物管理局於 2013 年 5 月將人類糞便歸爲藥物，受其管制[103]，世界各地紛紛開始建立「糞便銀行」。

台灣首例糞便移植在林口長庚醫院進行。一名男童誤食強鹼，接受大量抗生素治療後，腸菌失衡，感染了困難梭狀桿菌，之後接受了十一歲哥哥的糞便微生物移植，成功治癒[104]。

14 | 中耳炎

孩子特別容易得中耳炎，因爲孩子耳朵裡的結構還沒有長全。

大部分的中耳炎問題都不是源自於中耳，而是耳咽管出問題。顧名思義，耳咽管就是從耳朵（中耳）接到鼻咽腔的管子。

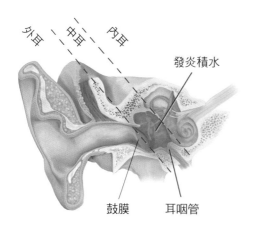

中耳和耳咽管的位置（資料來源：https://reurl.cc/M82e4）。

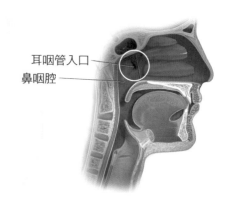

耳咽管從中耳離開後，從鼻咽腔出來（資料來源：https://reurl.cc/N02vQ）。

由於中耳是一個阻絕外界的腔，耳咽管就是平衡中耳耳壓的管子。孩子小的時候，這條管子很短，而且不夠斜，周邊的肌肉常常不夠有力，因此調節中耳耳壓功能不足，當中耳耳壓過低時，水就很可能從外面跑進來，中耳一積水，就容易滋生細菌進而發炎。等長大後耳咽管長好了，得中耳炎的機率就降低了[105]。

耳咽管是在每一次吞嚥時，才開門去調節中耳耳壓。由於直接從乳房吃奶與從奶瓶喝奶兩者的吞嚥方式不同，這就是為什麼，吃母乳的孩子比較不容易得中耳炎[106]，而使用奶瓶的孩子比較容易得中耳炎[107]。

中耳炎的可能原因

● 扁桃腺腫大

耳咽管從鼻咽腔出來時，在它旁邊的就是扁桃腺。

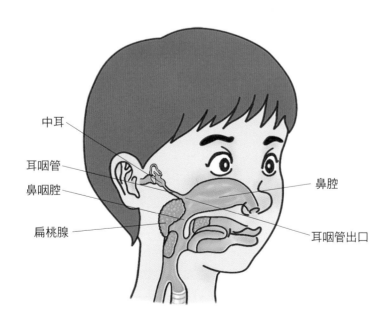

耳咽管從鼻咽腔出來時，在它旁邊的就是扁桃腺。

扁桃腺在耳咽管出口旁邊，這個設計是為了便於扁桃腺為耳咽管過濾病菌。但是，如果孩子因為免疫力低下而時常扁桃腺腫大，就很容易影響耳咽管調節中耳耳壓的功能，導致中耳積水[108]。

所以，如果孩子老是得中耳炎，也要檢視扁桃腺的健康狀況。

● 用嘴巴呼吸

當孩子習慣性的用嘴巴呼吸時，會影響口水吞嚥，而耳咽管要調節中耳耳壓靠的就是吞嚥，所以用嘴巴呼吸會阻礙耳咽管的功能，容易造成中耳耳壓異常而積水[109]。

● 食物太軟

當孩子吃的食物總是不成形、過軟，他們就不需要咀嚼了。如此一來，臉部肌肉不運動，臉骨的成長就不佳，很容易使得鼻腔空間不足[110]，造成呼吸不利，使得耳咽管調節中耳耳壓受阻，如此一來中耳就容易積水發炎。

● 磨牙

我們磨牙時會影響腭帆張肌，這個肌肉掌控著耳咽管的功能，影響中耳耳壓。所以，常磨牙的人，可能會因為耳壓改變，而容易中耳積水[111][112][113]。

● 呼吸道感染、過敏性鼻炎

當孩子感冒或過敏，一直流鼻涕或鼻塞時，耳咽管很容易就堵塞。耳咽管一旦堵塞，中耳耳壓調節就會出問題，接著便可能積水發炎[114]。

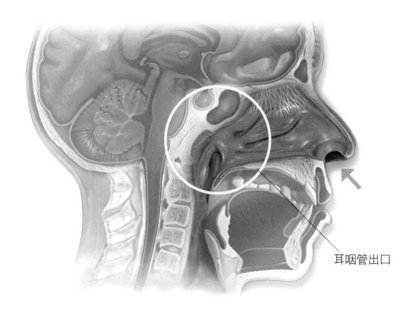

耳咽管出口

鼻腔發炎，很容易就堵塞耳咽管出口，因為它們是相通的空間（資料來源：
https://reurl.cc/8Xj07）。

● 跳水、游泳、坐飛機

孩子跳水、游泳時，因為水壓改變耳內壓力，有時水會跑進中耳內。另外，
坐飛機時，氣壓的巨大改變，也可能會造成中耳耳壓改變而積水。

● 頻繁使用抗生素

抗生素多是在體內有細菌感染後使用，但是，抗生素不只殺壞菌，也同時殺
益生菌。因此，頻繁使用抗生素的後果便是菌種失衡，而菌種失衡代表菌種生態
失衡，這時很容易就會受到各種菌的感染。這就是為什麼研究發現，使用抗生素
治療中耳炎的孩子，反而更容易得中耳炎[115]。

除此之外，頻繁使用抗生素還可能導致菌開始對抗生素而產生抗藥性，這會

讓本來很普通的感染，變得非常難治療[116]。

就因為中耳炎常是孩子必經的成長過程，再加上抗生素治療往往帶來更多問題，所以現在美國小孩中耳積水，若沒有嚴重發炎、未影響聽力時，醫師治療規定是不開藥，觀察三個月。同時，「不」建議使用類固醇藥物消炎、「不」建議使用抗生素治療、「不」建議使用抗組織胺、「不」建議使用減充血劑（decongestant）[117]。

孩子得了中耳炎怎麼辦？

● 平衡菌種

平衡菌種的方法，參見第 78 頁。

● 不接觸奶製品

牛奶裡的酪啡肽能增加黏膜分泌，當孩子中耳發炎時，黏膜增加分泌可能讓積水情形更嚴重，無異是雪上加霜。因此，孩子中耳炎期間，最好減少奶製品的接觸[118]。

● 使用鼻噴式益生菌（益生菌＋洗鼻壺）

益生菌能夠抑制壞菌的繁殖，但由於中耳所處的位置很獨立，因此研究發現，在中耳已積水、細菌滋生後，口服益生菌幫助很小。有些市售大蒜精油可以抑菌，但我在門診中發現，從外耳點這些油雖有效用，但效果不佳。主要原因是，外耳和中耳隔著鼓膜，不易滲入。唯一能直達中耳的地方，就是耳咽管，因此抑菌治療從鼻咽腔進入，是最佳捷徑，也是最有效的一條路[119][120]。

也可使用洗鼻壺或蒸鼻機（參見第 108 頁），按指示調製鹽水，再加進一顆益生菌膠囊，沖洗鼻腔。

● 多喝水

孩子生病時，常忘了喝水。當孩子脫水時，發炎的黏膜就會更濃稠，就像很濃的痰一樣，不易流動、不易疏通，更容易滋生細菌。因此，孩子得中耳炎期間，務必提醒他們定期喝水，確實補水。

15 | 流鼻血

流鼻血大部分原因都是異物侵入，像是孩子用手摳鼻子弄破皮造成的。但是如果孩子沒做什麼，卻常常流鼻血，一定有生理化學上的失衡。

流鼻血最大的生化成因，來自於維他命 C 和維他命 K 不足。維他命 C 大大的影響我們血管裡膠原蛋白的形成，當維他命 C 不足時，血管就很脆弱，很容易流血。

世界上大部分的動物都能自己生成維他命 C，但是我們人類卻不能，必須要由食物中取得維他命 C。由於維他命 C 遇熱時就可能流失，所以在多是熱食的中國菜中，很容易造成維他命 C 攝取不足。維他命 C 在新鮮蔬菜水果中最豐富，加熱後如果蔬果已經變色，表示維他命 C 流失了。

除了維他命 C 攝取不足外，生病和過敏、飲食不均衡造成血糖震盪，或是壓力過大，也都會造成維他命 C 大量流失。

生病和過敏、發炎時，免疫力必須用力的工作，維他命 C 必須協助，因此用量增大，孩子便很容易在這時缺維他命 C[121]。

身體裡維他命 C 存量最高的地方便是腎上腺，當腎上腺過勞時，維他命 C 就很容易大量流失。如果孩子飲食組合不對，造成血糖震盪，當血糖掉下來時，腎上腺就只好拚命舉血糖，這時，腎上腺過度工作，維他命 C 就會流失。

　　另外，當我們有壓力時，也是腎上腺分泌壓力荷爾蒙處理壓力，所以，當孩子壓力大時，也很容易大量流失維他命 C。

　　維他命 C 流失時，由於免疫力下降，因此也很容易長唇皰疹（口瘡、唇瘡的預防保健，參見第 272 頁）。

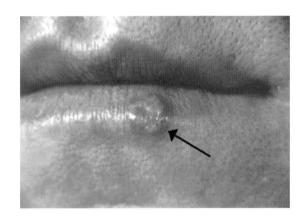

口瘡、唇瘡（資料來源：
https://reurl.cc/mD70G）。

　　維他命 K 直接影響我們的血液凝結機制，所以當維他命 K 不足時，也很容易流鼻血[122]。我們體內最大宗的維他命 K 來源，是益生菌製造出來的。我們吃的東西分給益生菌，然後益生菌排出維他命 B 和 K。如果孩子腸菌失衡，就很可能會出現維他命 K 不足的情況[123]。

如何遠離流鼻血？

● 增加新鮮大葉青菜攝取量

　　很多孩子不喜歡吃青菜，家長就想用水果來補充孩子的維他命 C 攝取量。但是，水果的糖分很高，吃多了水果，血糖震盪，維他命 C 反而流失了。所以，增加維他命 C 的攝取最好是食用大葉青菜，才不會震盪血糖。

由於大葉青菜中含有豐富的維他命 K，如果孩子餐餐都能吃到大葉青菜，就能保證同時攝取到天然維他命 C 和 K。要避免維他命 C 不流失，炒菜、煮菜時不要炒到菜變色了才起鍋，就能確保維他命 C 不流失。

● 孩子不喜歡吃青菜應平衡菌種，慎選牙膏

如果孩子不喜歡青菜的味道，表示他的菌種失衡。菌種平衡的人，什麼天然食物吃起來都很美味；但菌種失衡的人，肉或青菜有時吃起來會是苦的，味道很不好，所以才不喜歡吃。這時，家長可以試著讓孩子持續五天在睡前含益生菌，如果是膠囊狀，將膠囊打開倒在舌上，含著入睡（吞下去也沒關係，但服用後不漱口）。口中的菌種平衡後，天然食物吃起來味道就變好了[124]。切記，如果你所買的益生菌成分中含有任何一種糖或果酸，都不適合這樣使用。

我們口中的菌種對化學成分是很敏感的，因此，牙膏和漱口水所含的化學成分，很可能會讓口腔中的菌種長期失衡。為孩子選購牙膏時，最好選擇以天然酵素為主成分，而非以化學殺菌為主成分的牙膏[125]。

● 水裡加一點檸檬汁

在每天喝的水裡擠一點檸檬汁，是補充維他命 C 很好的方法。但切記，檸檬汁不要喝過多，因為檸檬汁單單只有維他命 C，沒有維他命 P（bioflavonoid），若單補維他命 C 會造成維他命 P 的流失，也很容易造成流鼻血。

● 補充維他命 C＋P

如果我們單只補充維他命 C，很容易造成維他命 P 的流失；而當維他命 P 不足時，我們也會流鼻血。所以，如果要補充維他命 C 保健品，最好選用複合式維他命 C，也就是維他命 C＋P。

孩子適用的複合式維他命 C 用量是一天 300 mg。正確使用方法是，開始有

流鼻血症狀時每日服用一次複合式維他命 C，不超過 300 mg。一個星期後，改成每隔一日一次，再過一星期改成每隔兩日一次……以此類推，一直到完全停用。任何保健品都不適合天天服用，因為過量的維他命 C 能夠影響腎臟代謝，引發腎結石[126]。

如果孩子停用維他命 C 後又開始出現症狀了，應該檢測一下孩子吃得對不對？是不是壓力很大、很緊張？或者是否有過敏？哪裡有長期發炎的現象？

特別要提醒的是，人工合成的維他命 K（menadione）可能會影響排毒過程，而引發中毒。所以孩子如果流鼻血，最好從綠色青菜中攝取維他命 K，或是著手調整腸菌，使菌種平衡（參見第 78 頁），不要使用人工合成的維他命 K[127]。

16｜玫瑰疹／手足口病

　　玫瑰疹、手足口病、口瘡這幾項病症的共通點跟感冒一樣，惹是生非的都是病毒。病毒和細菌不同，他們比細菌小了一百倍，在一般顯微鏡下是看不見的。抗生素可以殺細菌，但殺不了病毒，卻還是有很多人被病毒感染時使用抗生素治療，不但無效，而且還會傷害體內的菌種平衡。

　　其實，追殺病毒最有效的，莫過於孩子的免疫系統[128]。在美國，孩子得這類病症，醫生都不開藥，而是讓孩子回家多休息、吃得好、多喝水，自己痊癒。大多數玫瑰疹、手足口病是在幼兒園、托兒所很容易感染的病毒。感染後一開始多是高燒幾日，然後開始出疹子。如果免疫力支援得當，疹子發了幾日後，就自然好了。

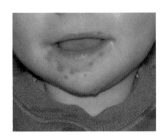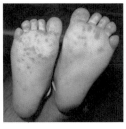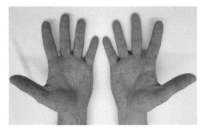

手足口病的病癥（資料來源：https://reurl.cc/aVRyQ）。

　　孩子年紀小的時候容易感染這些病毒，是因為孩子的免疫力還沒成熟，尚未「見多識廣」，接觸的病菌不夠多，所以容易讓病毒在體內大肆繁殖。但只要是免疫遇過的病毒，等於是讓免疫力好好認識了這個病毒，孩子未來多半能夠對它免疫，健康成長。

孩子得了玫瑰疹／手足口病怎麼辦？

● 降溫、支援免疫力

　　流感／肺炎／腸胃炎／腸病毒（諾羅病毒）單元裡所列舉的降溫及支援免疫力的方式，在這裡全部適用（參見第 117 頁）。

● 發癢時冷敷、擦蘆薈

　　孩子得手足口病大都不會發癢，但如果是大人得到時卻會很癢。而玫瑰疹常常會癢。

　　孩子如果癢得睡不好，可以冷敷降溫以達到血管收縮止癢的效果。可使用市售冷敷貼，或是照片中這樣的冰袋，來為孩子降溫。

　　或是拿冰塊放進密封袋裡封好，用毛巾包起來，給孩子冷敷。也可以給孩子擦蘆薈膠、蘆薈膏。

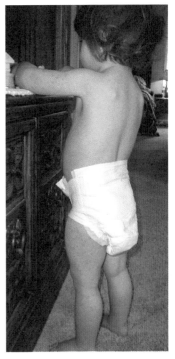

玫瑰疹（資料來源：https://reurl.cc/N0n7m）。

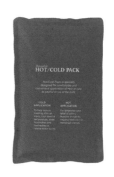

可重複使用的冰袋（圖片來源：shutterstock）。

　　台灣的氣候很適合種蘆薈，可以放在陽台上養著，需要的水不多，不太需要照顧。當孩子有傷口，或是需要止癢的時候，摘一小段蘆薈，把外皮去除（外皮含有毒素），然後把皮裡面的凝膠用清水沖洗乾淨，把凝膠搗碎，就可以直接塗抹在皮膚上了。

17｜厭食症 / 暴食症

暴食者的告白

　　從小，小晴的媽媽就把她打扮得很漂亮。小晴的媽媽很注意自己身材，從有記憶以來，小晴就常見到媽媽的情緒被體重計左右。瘦的時候媽媽很開心，但是如果體重計的數字多了一點，媽媽就很容易暴怒，那一天，全家人做什麼都要小心，不然就會被媽媽的情緒波及。小晴上國中時，有一天媽媽突然跟她說：「你好像胖了一點是嗎？快點去量，看看你現在多重。」從此以後，小晴在吃飯前就常常被媽媽叫去量體重。也因此，小晴吃東西時總是戰戰兢兢，深怕自己變胖了會被媽媽念。她常常食不知味、胃口大失。

　　小晴月經來後的第二年，臀部開始變寬，褲子大了一號，媽媽非常不開心。那時小晴正在長高，胃口很好，她只要多吃一點，肚子就大一些，褲子又緊了一些。最後，小晴就常常餓自己。但是，她正在長，臀部、胸部都快速的在累積脂肪，媽媽就覺得她胖得很快。有一天，媽媽給她吃一種藥，跟她說這樣會瘦。小晴聽了很高興，就按媽媽的要求每餐吃藥。吃了藥以後，每餐一吃完就拉肚子，不到一星期，就因為脫水整個人小了一圈。人瘦了，雙眼皮更明顯，腰也細了，照鏡子，真的漂亮多了。媽媽看到此時的她，都是笑咪咪的。此後，小晴就常常

跟媽媽要這些藥來減肥。

　　小晴上高中後，交了男朋友，就更注意自己的身材了。吃東西時，她總是把各種食物的卡路里熟記於心，每一天，她都規定自己不可以吃超過九百卡。如果稍微胖了一點，她就會餓自己，跳好幾餐不吃，或只吃一些水果、青菜，反正各種流行的減肥方法她都要試。但是，不知為什麼，她愈來愈難瘦，再加上社交聚會總是免不了吃吃喝喝，她應對的方式，就是瘋狂的運動，試圖把整天吃進去的東西都甩掉。漸漸的，小晴的月經不再來了。她心裡知道，這跟過度減肥有關，但是她覺得穿上衣服好看，比月經重要。為了自己的身材，她變得焦躁不安，常常只要體重計上的數字多了一點，就難過得掉眼淚。

　　有一天，小晴參加朋友的生日會吃多了一點，因為實在是太好吃了。她回到家很心慌，心想完蛋了，明天又要變胖了，但是手邊沒有可以讓她拉肚子的藥。她想把吃進去的趕快吐出來。她往喉嚨摳，給自己催吐，那天小晴嘩啦嘩啦的把剛吃進去的食物都吐了出來。第二天，她體重不但沒有增加，而且還輕了一點。小晴開心極了，往後，她只要吃多了一點，就催吐。

　　接下來，小晴要不是完全感受不到餓，可以好幾餐都不吃，不然就是一吃就停不下來，一直吃一直吃不知道飽，抓到什麼吃什麼，吃到胃痛了，再去吐出來。因為吃完要嘔出來，所以她不再跟大家一起吃飯，都是自己躲起來吃。後來，她的頭髮和皮膚變得乾燥、稀薄，除了月經不來外，她很憂鬱，常常想自殺，因為大家都說她夠瘦了，但是她看著鏡子裡的自己，卻依舊覺得自己太胖了，還可以更瘦一點……

　　小晴的故事，就是大多數厭食、暴食者的故事。厭食、暴食這樣的進食障礙疾病被歸類於《精神疾病診斷與統計手冊》中，是因為它的根源其實是心理疾病。說它是心理疾病，是因為吃是人的天性，人餓了就吃，飽了就停，是自然的法則。這個自然機制會被破壞，是心理疾病驅使的；而這個心理疾病，來自於社

會文化給予人「必須要瘦」的壓力，讓本來好好吃東西的人，開始惡性節食。

如果因為怕胖而惡性節食，這個不敢吃，那個不敢吃，造成嚴重偏食，後果就是營養不全。我們的神經系統裡的神經傳導素是營養所製造的，當營養不全、原料不夠時，神經傳導素就要出問題，進而神經系統接著出問題。神經系統一出問題，我們的感官就易受到扭曲，這時，就可能左看右看都覺得自己胖，那時就更害怕、更偏食、更瘋狂的運動，出現各種偏執行為。

怕胖的人很喜歡算卡路里，年輕女孩尤其如此。在三大營養元素中，屬脂肪的卡路里最高，所以想減肥的人一見油就怕。由於多數肉裡也有油脂，所以肉的卡路里比較高，想減肥的小女孩就盡量的躲著，不吃肉，剩下就只有青菜和澱粉類的食物了。

青菜吃不飽，而且孩子通常不愛吃青菜，所以就老是抓有糖的食物，像是麵、飯、麵包、餅乾、水果、飲料、零食等。如此一來，不但油脂攝取不足，而且血糖反覆震盪，影響整個荷爾蒙網路，這下子，減肥就減出荷爾蒙失調問題。

讓我們知道何時飽了、何時餓了的東西，就是荷爾蒙。當我們吃飽、吃夠、能量足了，就是瘦體素（leptin）這個荷爾蒙去告訴神經系統中的下視丘，別再吃啦[129]！當我們餓了、能量不足時，就是飢餓素（ghrelin）去告訴下視丘，快去吃吧[130]！

減肥的人把體脂肪當頭號敵人，老是想把脂肪全都減掉。但是，脂肪其實是屬於內分泌系統裡的腺體，瘦體素就是脂肪分泌的。由於減肥的人動不動就餓自己，不然就狼吞虎嚥，或是過度偏食，消化道因此受損，而飢餓素就是在消化道裡分泌的。如果神經系統和荷爾蒙都因為惡性減肥而亂掉了，表示生產瘦體素和飢餓素的地方也跟著受損，就會變得餓時不想吃 ── 這就是厭食，或吃飽時仍不知要停 ── 這就是暴食。

而這一切的起源，都是流行文化對「美」的定義給我們帶來的壓力。所以，厭食、暴食是對「美」不健康的心理期盼，所引發的生理問題。

厭食和暴食可能帶來的身體傷害

- 胃食道逆流
- 食道灼傷
- 脫水
- 由嘔吐所引發的電解質失衡，可能導致心律不整、心臟病發作，甚至死亡
- 馬魏氏症候群（Mallory-Weiss syndrome），食道和胃連接處出血，多是由持續嘔吐撕裂所造成
- 食道自發性破裂（Boerhaave's syndrome），因劇烈嘔吐所造成
- 口腔創傷，以手指去摳口腔催吐所造成
- 牙齒被嘔吐時的酸侵蝕

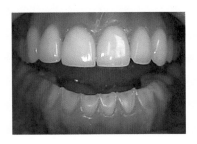

下排牙齒因為反覆催吐而被酸侵蝕。上排牙齒是牙套（資料來源：https://reurl.cc/N0DGk）。

- 唾液腺發炎腫大，唾液腺發炎久了，就容易得口腔癌
- 胃輕癱症（gastroparesis），就是胃延遲排空。胃輕癱的人很容易就胃食道逆流、頭暈想吐、嘔吐，或太快就飽了
- 睡眠問題
- 胃潰瘍
- 不孕
- 月經不來

厭食／暴食的青少年，有可能會獨自吃飯以掩飾病症，所以家長有可能無法察覺症狀。

厭食 / 暴食者可能的外顯症狀
● 對計算食物卡路里、食物秤重十分偏執
● 對體重特別在意，情緒常受體重影響
● 沒自信
● 有自殺傾向
● 有自我傷害傾向
● 低血壓
● 月經不規律，或不來（閉經）
● 體重上下起伏非常劇烈
● 吃東西後勤跑廁所，一進廁所水就開得很大聲
● 憂鬱、焦慮、睡眠問題、有深夜進食習慣
● 食量超大
● 常服用排便劑或節食藥物，設法讓自己拉肚子
● 頭髮、皮膚、指甲、嘴唇特別乾燥
● 精神不佳
● 社交孤立
● 常常一個人吃飯
● 瘋狂運動

有厭食 / 暴食症狀該怎麼辦？

● 恢復均衡飲食、食物輪替

飲食障礙一個很根源的病因，是從營養不全開始的，因此，給孩子均衡、全面的飲食，才能夠確保他們取得均衡、全面的營養。均衡的飲食就是每一餐有菜、有肉，澱粉不過量。而食物輪替就是，今天吃雞，明天就換魚，不同的青菜和蔬果隨著季節換著吃。雞鴨魚羊牛豬，各種肉類、各種部位，換著吃。今天用豬骨熬湯，明天用雞骨。不要天天吃一樣的食物。

厭食和暴食者，都是長期營養不全的人。營養要全面補回，並不是一天兩天可以做到的。要有恆心且持續做，才可能有成效。

● 了解身體索求油脂的原因

大部分的厭食或暴食者，在恢復正常飲食的過程中，往往都會經歷一段大吞堅果的時期。他們這麼形容，「一碰到堅果就停不下來」。這是因為大部分惡性減肥的人，都有很長一段時間沒有碰油脂了，所以身體一碰到有油的東西，就停不下來。

由於減肥的人常常刻意避開油脂，而油脂又是製造膽汁的原料，所以長期減肥的人，膽汁的製造都會很辛苦。膽汁是我們身體分解油脂的主力，膽汁不足，油脂分解就不完全，使得一吃油就會很難受，就更加不愛碰有油脂的東西，形成惡性循環。

因此，這樣的人其實很需要油脂。他們喜歡吃堅果是因為堅果裡的油脂是植物性的，吃起來不像動物性的那樣油膩。而且習慣減肥的人，覺得吃堅果不像吃肥肉容易胖，所以需要油脂時，只敢吃堅果。

其實，這個補充油脂的過程，是飲食障礙痊癒必經的路，因此，動／植物的油脂，應該併行攝取。也就是說，今天吃吃堅果，明天吃吃紅燒肉。大多數厭食和暴食的人都說，狂吃堅果一段時間，有一天就不會那樣想吃了。

● 減糖時，補充支援血糖和內分泌、神經系統的保健品

大部分長期減肥的人，由於不敢碰油，所以不敢吃肉，最後能吃的，只剩那些有糖的食物。飲食裡糖分過多，糖衝上去時，就會像安非他命那樣，啟動腦部裡的獎勵路徑。

當獎勵路徑被開啟，就會釋出多巴胺，人就覺得很美好，這個美好的感覺被記憶，下次就還想再重複體驗一次。這樣的反覆，就是上癮。這就是為什麼糖是

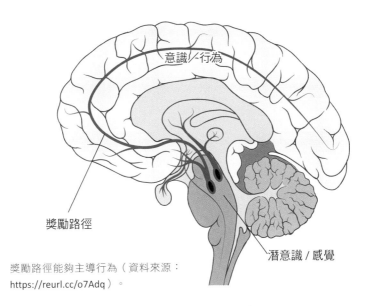

獎勵路徑能夠主導行為（資料來源：
https://reurl.cc/o7Adq）。

世上最容易上癮的東西。糖在人類文化裡，本來就被包裝得很美好，我們用它來慶祝，而五穀雜糧這類高糖的食物，又被標示為「健康食物」。糖的分解速度是三大營養元素中最快的，所以它刺激多巴胺的速度和量也是最大的。

除此之外，人在減重時都吃得很少，再加上瘋狂運動，一開始很容易瘦。一瘦下來，衣服穿得上了，見人就受誇讚，這些也都是獎勵，腦部同樣會釋放多巴胺。為了重溫這樣的感覺，下次就要更限制自己的飲食、更瘋狂運動，這就是為什麼，減肥也會減上癮。

既是上癮，「戒糖」就跟「戒毒」沒什麼兩樣：不碰時，身體會很想要；得不到，就會很難受。一旦沒有了那種吃高糖食物的 high，就可能會低落憂鬱。這時，為了減緩症狀，可以服用一些協助平衡血糖的保健品，如鉻（chromium）[131]或是肉桂等。

由於有進食障礙病症的人，內分泌系統和神經系統都已紊亂，因此服用支援這些系統的保健品也能夠讓痊癒進展得快一些。由於瘦體素和飢餓素都是刺激下

視丘，因此，補充支援「下視丘—腦垂體」軸線（hypothalamus-pituitary axis）的保健品，可協助身體回到平衡狀態。

● **厭食者補充複合式維他命C，催吐者短暫補充多種維他命和礦物質**

科學家研究壞血病時，發現只要維他命 C 嚴重缺乏便能自動引發厭食，所以厭食者多數一定有維他命 C 缺乏的問題。可以在恢復正常飲食的第一個月，每日補充複合式維他命 C（C＋P）[132][133]。

催吐者常是什麼營養都流失，因為還沒來得及消化吸收就吐掉了，所以催吐者在恢復正常飲食的第一個月，可服用多種維他命和礦物質。

切記，所有的營養元素都是有關聯的，有些是你多我少，有些是你有我才能留，所以集中的營養元素不宜服用過久。如果身體不需要我們卻繼續服用，反而會傷害身體，導致副作用。

● **尋求支援團體度過「腹」胖期**

研究發現，有飲食障礙的人，一般都有體脂肪過低的情況[134]。有些厭食者甚至比一般人的體脂肪少了五倍之多[135]。就因為這樣，所以在厭食或暴食者開始恢復正常飲食後，脂肪最容易囤積在腹部，肚子看起來大大的，好像懷孕[136]。這可能是因為身體想要盡速恢復體脂肪，而脂肪合成最多的地方，便是肝臟，合成好了，先放肝附近，因此肚子看起來大大的。

其實，這個情況再過一陣子就會好轉，但超怕胖的厭食或暴食者，常常到了這個階段，就因為太害怕便放棄了，結果又回到原本那個餓自己、嚴格限制自己、高糖低脂的飲食方式，前功盡棄。

所以，飲食障礙患者應該要知道，在痊癒過程中，一定會有這麼一段「腹」胖期，肚子會大到很像懷孕，但這只是過渡時期，有一天，腹部會消下去。這種時候，可以為自己找支援團體，有幾個傾訴內心恐懼的對象，讓這些朋友為你打

氣。研究發現，等身體存夠了脂肪，這個加速合成油脂的現象，就會過去了。

● 補充骨頭湯

　　厭食、暴食常伴隨著閉經和骨質疏鬆。研究發現，厭食者比一般人的骨折風險高了七倍，而且即使厭食者恢復正常飲食，就算月經恢復，但骨質疏鬆的情況卻可能持續長達十一年[137]。因此，飲食障礙患者在恢復正常飲食之後，補充骨頭湯就很重要。

　　骨頭湯含有骨質修復最全面且最容易吸收的營養，是最能補足骨質營養的方法（正確燉煮骨頭湯的方法，參見《根治飲食帶你遠離慢性病》第 255 頁）。

● 夜間暴食者把蛋或餐盤準備好

　　瘦體素和飢餓素這些調節食欲的荷爾蒙，是隨著生理時鐘在分泌的[138]。但是，一般厭食和暴食者，通常都用偏激的飲食和運動方式，把內分泌系統攪亂了。當內分泌系統亂掉的同時，生理時鐘也因此亂掉了，這就是為什麼有飲食障礙的人也常常有睡眠問題，本來不該餓、該上床睡覺的時候，卻常常會在這時候忍不住暴食。

　　有一個研究對夜間進食症候群的人做了三日的觀察，發現他們飢餓素和血糖的走向，跟正常人相反[139]。

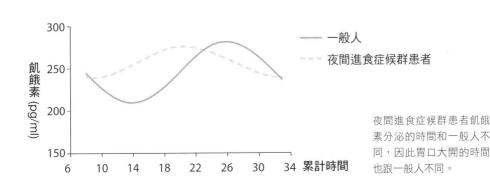

夜間進食症候群患者飢餓素分泌的時間和一般人不同，因此胃口大開的時間也跟一般人不同。

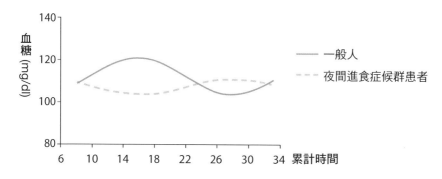

夜間進食症候群患者血糖走向和一般人相反，血糖掉下來的時間也和一般人不一樣。

夜間進食症候群患者在夜裡突然想吃東西時，沒有均衡營養的食物在手邊，這時抓的盡是些沒營養又震盪血糖的垃圾食物，要不就是吃隨手可得的水果。吃錯了導致血糖震盪，內分泌系統就更亂了。

為了防止這樣的問題，可以睡前在電鍋裡蒸幾顆蛋，夜裡起來時，電鍋保溫蛋還熱著。如果夜裡沒有起來，隔天這些蛋可以拿來入菜。或者晚餐多做一些，弄好一盤均衡的剩菜在冰箱裡備著，夜裡起來如果想吃便可微波加熱，如果沒起來，隔天可以當作早餐或中餐。

當荷爾蒙歸於平衡後，夜間暴食的情況就會減輕，只想吃點消夜；慢慢的，就會因為夜裡沒胃口而不太吃消夜；慢慢的，想睡的時間會往前移；慢慢的，這一切都會痊癒。

但是，荷爾蒙的調整所需時間最長，因為在調整荷爾蒙時，神經系統也在恢復重整，它們之間要做無數次的溝通和調整，才可能回到平衡。所以，飲食障礙病症在恢復時最需要的就是耐心。大部分厭食／暴食者的恢復期長達一年多。

● 支援消化

一般惡性減肥的人，因為長久不敢吃油，所以長久不敢吃帶油的肉，蛋白質

和油脂長期攝取不足。長期得不到蛋白質和油脂，分解蛋白質和油脂的消化機能也就會減退。這就是為什麼厭食和暴食的人常一吃到了油就停不下來，因為身體根本沒能好好分解、傳送訊息。

因此，厭食和暴食者在調整飲食、把油脂和蛋白質加回來的同時，應該同時補充支援消化的保健品。一開始每一餐餐後或餐中間吃一粒，慢慢一粒粒增加，直到大便放屁不臭為止。等到消化機能恢復了，吃原本劑量的消化保健品，就會感到胃灼熱或不舒服，那就表示保健品可以減量了。

● 正確斷食

現在斷食很流行，很多人覺得斷食很健康。

各個文化裡其實都有短暫斷食的概念，像英文的「breakfast」（早餐），意指「break the fast」，「fast」就是斷食。從晚餐到隔天早餐之間，這十二～十四小時就是斷食。正確的斷食是模仿打獵時期，並非天天都找得到食物，有時會沒東西吃。正確的斷食，能讓身體運用能量的機制更有效率，也能讓消化道好好休息，能燒脂燒油，讓精神更好，減少身體負擔。

但是，不正確的斷食卻會傷身。

研究發現，一個健康女性斷食三天後，瘦體素便減少了 70~80%[140]。也就是說，斷食時間過久，會造成內分泌系統紊亂。不要忘了，斷食時間過久，對身體來說不是斷食，而是饑荒。

暴食催吐者在痊癒過程中不建議斷食，因為他們體內已經經過許久的饑荒了。若恢復正常飲食後可以隨身體感覺偶爾跳一餐，但切記斷食不宜過久，跳一、兩餐沒問題，但不要超過一、兩餐，因為可能引發身體記憶而讓身體恐慌，導致再度暴食[141]。所以，當時機對了，暴食催吐者飲食可以減量，像是吃五分飽，但要對跳餐特別注意；如果跳餐會引發下一餐的暴食，那就是還不到時候。

● 「毅力」敵不過「生存」

時下減肥文化告訴大家，瘦不下來是因為毅力不夠，讓你以為只要再努力一點、再多限制自己一點、再多吃點減肥藥，就會瘦了。這個口號對自信還不足的小女生尤其有效。其實，你瘦不下來，是因為這些減肥機構教錯方法了，並不是你不夠努力。

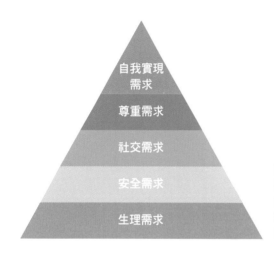

馬斯洛的需求層次理論，生理需求在最底層，也就是這項需求必須被滿足，才可能照顧到其他的需求（資料來源：https://reurl.cc/qL6eR）。

我們的種種需求是有優先順序的，人的生理需求不被滿足，就沒有本錢去談其他的需求——沒有社交、沒有尊重、沒有愛情、沒有自我實現，也沒有愛面子愛漂亮。也就是說，你再愛漂亮，如果身體判定你太常遇上饑荒，每次一碰到食物，它就要你大吃大喝、狼吞虎嚥，停不下來，因為它不確定你會不會有下一餐。這時，你再有毅力，也不可能敵過生存，你不可能抵抗身體給你的生存指令，你必定會大吃。

如果想要避免暴食，那就要先照顧好自己的生理需求，不要一天到晚讓身體有遇上饑荒的感覺。餐餐均衡，好好吃營養的食物，不跟生存相抗衡，就是你在食物面前可以保有毅力和主控權最好的方法。

● 與食物和身體建立良好關係

父母對這個世界所有事情的看法和情緒，常常會不經意的傳給孩子，因為孩子在探索這個世界時，在他自己還沒定見前，通常先觀察父母的看法是什麼。比如，若一個媽媽害怕數學，孩子還沒接觸數學前，就可能因為看到媽媽害怕數學，也開始害怕數學了。如果媽媽看到脂肪，看到自己長一點肉，就緊張兮兮的，那孩子對自己身體的變化，也一樣會緊張兮兮。

我們處理情緒和問題的方法，並不是靠基因遺傳，而是學習來的。如果孩子見到父母為了維持身材去算卡路里，操弄飲食、控制身體，孩子成長階段在體型有變化時，就很難接受自己的身體變化，也會用一樣的方法去操弄飲食、控制身體，最後成了偏激行為。他們會覺得自己的身體不完美，而且對食物應該要感到害怕。這樣的孩子不只會有飲食障礙的風險，而且接下來的每一餐對他來說都會是折磨，不會是享受，人生最大的樂趣之一，也因此而錯過了。

簡單來說，孩子看自己的身材和飲食，常是透過父母的眼睛在看，所以父母如果與自己的身體和食物沒有良好的關係，可能先要改變的，並不是孩子，而是父母自己與食物和身體的關係。

健康 TIPS

為什麼孩子會有小肚子？

孩子如果全身只有肚子胖胖的，那通常是成長激進期（growth spurts）的前兆，表示孩子就要快速成長了。脂肪是我們的備用能量，主要是由肝臟合成，脂肪過多時存在肝臟附近，也就是肚子那裡。孩子成長時所需能量極大，這就是為什麼嬰兒寶寶都有大大的肚子，那就是成長時的能量來源。

當孩子進入青春期時，因為正在抽高，腹部存脂以儲備成長能量的情況很普遍[142]。但是，青春期的孩子對異性開始感興趣，同時受到主流文化影響，對自己的身材特別在意，不能忍受身體變化時隆起的腹部，常常因此開始惡性減肥。其實，這個現象只是成長必經的過程。通常在抽高之前，肚子會突然胖起來，等抽高後，肚子便消下去。等下一次要長高時，再來一次，如此循環。如果了解這個機制，就不會那麼在意青春期肚子特別容易胖。

但如果青春期的孩子不是只有肚子胖，而是全身都胖，那可能已經有肥胖問題了。

18｜月經問題

　　「月經」其實不是病，它代表女人每一個月為了迎接新生命所做的準備。月經不但不是病，它的生化過程還帶給人類許多治療疾病的啟發，比如子宮內膜每月的良性血管增生，以及脫落的子宮內膜重新長出卻了無疤痕，這些機制都能夠帶給其他疾病醫治的生機。

　　知名內分泌權威拉梅姬（Estelle Ramage）醫師曾說：「在人類世界中，流血總是跟受傷、疾病與死亡扯上關係。但是女性卻不同，女性能在每一個月豐沛的血流中，依舊像鳳凰一般展翅飛翔[143]。」

　　新生命來自於卵子，女性排卵時，酵素咬破了濾泡讓卵子排出，進入輸卵管。原本高升的女性荷爾蒙刺激子宮內膜增生，在排卵時，女性荷爾蒙快速下降。酵素咬破了濾泡及女性荷爾蒙快速下降，都有可能促使流血，因此女性在排卵時流一些血其實是正常的。女性每一個月都在準備迎接新生命，所以子宮內膜就要增厚，為新生命鋪床。

　　其實，並不是每一種哺乳動物都有月經，每一個月的月經，主要是為了讓新生命的溫床總是能夠更新，同時讓不良受精卵能夠排出，使得我們總是留下最佳基因的後代[144][145]。因此，每一個月身體就要把增厚的子宮內膜破壞排出，就像換新床單時，要先把舊床單剝下來。

在這段期間，子宮內膜會自發性的局部發炎，發炎處血管擴張，血管壁變薄，能讓大量免疫細胞入駐，這時便出現局部水腫[146]。

這就是爲什麼月經來時，腹部多會隆起，肚子會比較大。也是因爲水腫，所以女性經期時普遍會體重增加。由於有發炎，所以也可能體溫升高。這個發炎是必要的防範措施，因爲受精卵要著床時，子宮內膜等於是被侵入，免疫細胞大量駐紮能夠預防感染[147]。由於免疫系統是有限的資源，所以當局部免疫上升，其他地方的免疫就要下降，這就是爲什麼月經期間容易感冒生病[148]。

爲了要平衡免疫發起的局部發炎反應，腎上腺這時就必須生產糖皮質激素，製造皮質醇，皮質醇有抑制發炎的功能，如此一來經期發炎才不會失控[149]。所以，腎上腺在經期時工作量特別重。由於腎上腺不只參與消炎，同時參與調節血糖，如果平時沒有保護好腎上腺，比如糖吃太多而震盪血糖，或是晚睡、生活壓力大等，到了經期腎上腺工作加重時，血糖就支撐不住了。

所以，平時沒有好好保護腎上腺的女生，在經期期間，就會特別嗜糖，想用食物把血糖提起來。由於血糖＝能量，因此平時沒有好好保護腎上腺的女生，也會在經期容易疲倦、嗜睡。

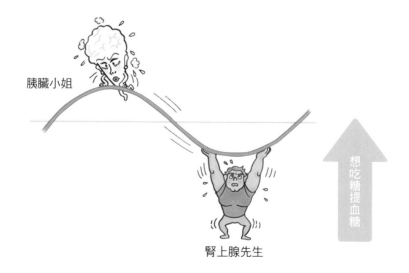

胰臟小姐

腎上腺先生

想吃糖提血糖

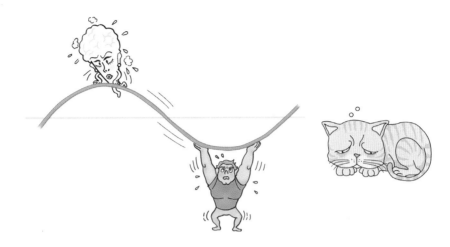

平時沒有好好保護腎上腺的女生，在經期期間，就會特別嗜糖且特別疲倦。
（胰臟、腎上腺和血糖平衡的關係，參見《根治飲食帶你遠離慢性病》。）

　　不只如此，血糖提不起來，人還會有情緒，就像血糖掉下來太餓時，看誰都像欠他錢。所以平時沒有好好保護腎上腺的女生，到了經期脾氣特別大，看什麼都不順眼，一點小事都可以氣得半死[150]。這樣的女生，在這種時候最容易跟父母起衝突。

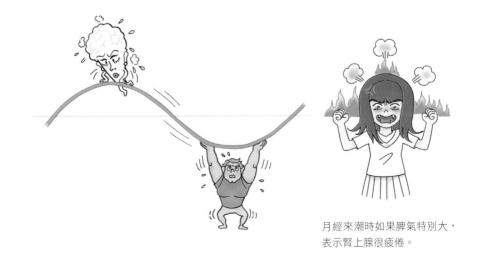

月經來潮時如果脾氣特別大，
表示腎上腺很疲倦。

　　月經來潮時，就是子宮內膜正在換掉舊床單，同時正要鋪上新床單的時候。這時，原本在子宮內膜增生時長的螺旋動脈，在舊床單被剝下時，也開始毀壞，也就是女生來月經開始見血時。

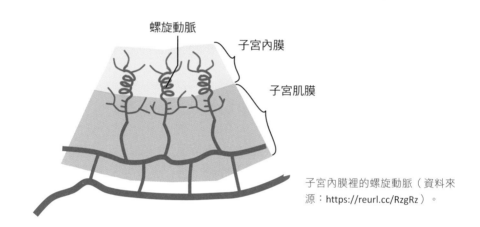

子宮內膜裡的螺旋動脈（資料來源：https://reurl.cc/RzgRz）。

　　由於血管有損壞，因此身體這時會製造前列腺素 PGF2。PGF2 能夠促使血管收縮，避免流血速度過快，而經血的顏色，通常跟流血的速度有關，流得快便鮮紅一些，流得慢顏色便深一些。同時，PGF2 也能夠收縮子宮，促使子宮內膜剝落。但如果 PGF2 過量，血管也可能因為過度收縮而導致組織缺氧，組織缺氧時就會痛，這就是經痛[151]。PGF2 不只會刺激血管收縮，也可能會刺激腸道收縮過度，這時就會導致經期拉肚子。

　　為了不讓血管過度收縮，因此身體同時製造另一種前列腺素 PGE2。PGE2 能讓血管放鬆，不至於讓組織缺氧而造成經痛[152]。可是，如果 PGE2 過量，正在被毀壞的血管也可能因為太過放鬆，使得血流得太多，這時就可能經血量過多[153]。由於 PGE2 還能夠促使血小板凝集（platelet aggregation），所以如果 PGE2 過量了，還很容易形成經血血塊[154][155]。

　　如果過量的 PGE2 無法及時於循環入肺部時分解代謝掉，當它循環到了頭部

的三叉神經時，就會啓動神經性炎症反應（neurogenic inflammation），能造成三叉神經局部發炎，引發經期偏頭痛[156]。而過量還來不及分解的 PGE2 流經到腸道，也可能因爲過度放鬆腸道，而造成經期便祕[157]。

所以，如果希望月經量不過多，又不會有經痛，前列腺素 PGF2 和 PGE2 的比例就要對。前列腺素是油脂轉換而成的，如果平時油脂攝取不足，或是常吃錯油，身體就很難拿捏不同前列腺素的適當比例。

把舊床單剝下來後，要再換上新床單，必須在血管毀壞後，靠凝血機制修復血管[158]，這個修復血管完全止血的過程一般需要五天，也就是一般人月經持續的天數。但是，如果這個人原本就傷口癒合困難，月經很可能會拖得比較長[159]。

在血管修復重建時，有一個大功臣其實是免疫系統中的子宮自然殺手細胞（uterine natural killer cell）[160]。這告訴我們，如果一個人的免疫系統被其他長期發炎的地方拖累了，或是因爲生病了，免疫太忙而過勞，也可能影響月經和經血的情況。

月經問題除了可能是生理化學失衡所引發，物理和身體架構所造成的月經問題，其實也很普遍。

卵巢、輸卵管以及子宮，都是懸空被韌帶固定著，其中，固定子宮的韌帶數量最多，多達八條。這樣的設計便於子宮孕育嬰兒時，所經歷的大小變化。

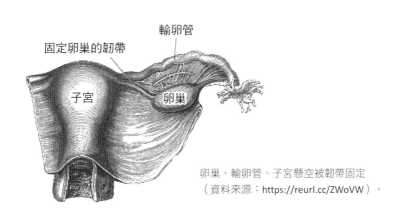

卵巢、輸卵管、子宮懸空被韌帶固定
（資料來源：https://reurl.cc/ZWoVW）。

　　就因為這些器官都是懸空的，因此如果我們姿勢不正、骨骼不正，都很可能造成它們所處的位置不正。比如，卵巢和輸卵管都可能受到扭轉，在排卵時，就可能造成疼痛或不舒服。此外，架構不正也可能造成子宮前傾或後傾。平時子宮小，還感覺不到，當月經來潮、子宮脹大時[161]，就可能出現擠壓的疼痛。子宮前傾擠壓到的是膀胱，這樣的女生經期時就很可能會頻尿。子宮後傾擠壓到的是腸道和後背脊椎，這樣的女生經期時就很可能會便祕，或是腰痠背痛。

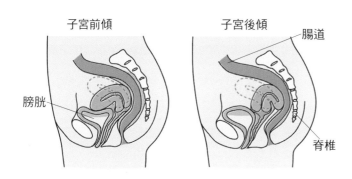

子宮前傾可能擠壓到膀胱，子宮後傾可能擠壓到腸道、後背脊椎。

　　有的女生這個月的經期症狀跟下個月的不同，那是因為每一個月是兩個卵巢中的其中一個在排卵。排卵的卵巢可能每一個月不同。

如何遠離月經問題？

● 飲食減糖，平衡荷爾蒙

　　月經受到許許多多荷爾蒙的左右，一點點荷爾蒙就有很大的影響力，因此，要月經能夠順暢少症狀，荷爾蒙平衡是很必要的。月經的荷爾蒙並不是只有卵巢可以左右，因為我們的荷爾蒙是一面網絡，它們是互相影響的，因為生產荷爾蒙的腺體，全部都聚集在「下視丘—腦垂體」這裡開會溝通，決定誰多誰少，以求達到平衡。

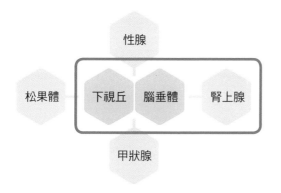

整個內分泌系統非常重要的一條線，就是「下視丘—腦垂體—腎上腺」軸線，這一條軸線要是失衡，整個內分泌系統都有感，包括卵巢這樣的性腺在內。

這就是為什麼，想要平衡荷爾蒙，首要任務就是減糖。因為高糖飲食容易引發血糖震盪，而血糖震盪則傷害腎上腺；腎上腺一受損，「下視丘—腦垂體—腎上腺」軸線就會失衡，那麼卵巢這樣的性腺在經期所分泌的荷爾蒙，量就可能會不對。所以，想要有順暢無感的月經，根治飲食很必要。

● 少吃發炎食物

由於經期子宮內膜脫落時，自然會有發炎反應，如果再加上飲食中發炎食物過量，那這個發炎反應就會加大，症狀就會比較嚴重。因此，經期前或經期間少吃發炎食物，能夠協助身體不讓發炎反應失控。

容易發炎的食物是高糖食物和奶製品（參見第 78 頁）。高糖食物包括麵、飯、麵包、甜點、水果等；而奶製品則是像奶類、起司、優格等。

● 用對油可發炎又可消炎

從前文的說明可以了解，想要有順暢的經期，要先發炎而後消炎。而發炎和消炎這些機制，靠的多是油脂，只是發炎和消炎領路的油脂不一樣而已。其實，大多數的做菜用油裡，各種油脂都能吃得到，只是比例不一樣。所以，想要發炎和消炎機制都能順暢運作，最好的方法就是各種好油輪著吃，而且使用方法要

對，要不然用油方法錯了，不管吃的油再好，注定只會發炎（正確使用食用油的方法，參見第 36 頁）。

對於經期來說，發炎和消炎的機制，是不同的前列腺素在掌控的。前列腺素是由花生四烯酸（arachidonic acid, AA）轉換而成的，這類油脂是多元不飽和脂肪酸 Omega 6。Omega 3 或 6 稱爲必須脂肪酸，是因爲我們自己不能製造，要從食物裡才能攝取。所以如果有月經問題，可以考慮在經期前或經期間補充以下的油脂：琉璃苣油（borage oil）、月見草油（evening primrose oil）、黑醋粟籽油（blackcurrant seed oil），這類油都能幫助平衡前列腺素[162]。

由於 Omega 3 能夠有效調度前列腺素的合成，所以富含 Omega 3 的魚油、魚肝油和磷蝦油（krill oil）適合搭配以上的油服用[163]。

建議不同的油脂輪替搭配，比如先是琉璃苣油配魚肝油，吃完了再用月見草油配磷蝦油，種類多元才易達到平衡。

如果想要協助消炎，做菜時可以加入一點薑黃粉或食用整株薑黃，或服用鳳梨酵素（bromelain）。薑黃中的薑黃素（curcumin）能夠抑制發炎，大部分的印度家庭都是把薑黃當日常食材。食用整株薑黃，不只能夠攝取到薑黃素，同時亦能夠攝取到薑黃內重要親脂成分，如薑黃酮（tumerone）、大西洋酮（atlantone）、薑酮（zingiberone），這些物質能夠幫助吸收薑黃素。讓薑黃直接入菜還有一個好處，那就是不會吃到假薑黃粉[164]。鳳梨酵素採自於鳳梨，和薑黃素的作用相同，也有抑制發炎的能力[165]。

● 補充鎂、鋅、維他命 B₆ / B₃、維他命 C，幫助減緩經痛

鎂、鋅、維他命 B_6 / B_3，或是維他命 C，都能夠協助必須脂肪酸轉換成前列腺素 E（PGE），幫助血管放鬆。因此，這類保健品在子宮收縮過度、經痛時使用，能夠緩解症狀[166]。

鎂最好選購可以含舌下的，所需的作用時間比較短。很多人在經期會突然很

想吃巧克力，是因為巧克力含豐富的鎂。但是，多數巧克力含有很多糖，而糖則是促使發炎的食物，所以巧克力不要拿來做為藥用。

● 熱敷、辣椒、薑、蒜促進循環，減緩經痛症狀

經痛多是由前列腺素 F（PGF）收縮血管所引起的，由於熱敷能夠促進血管擴張，因此可能舒緩症狀[167]。除了熱敷外，能夠促進血液循環的元素，也同時能夠促進血管擴張，如服用薑、辣椒、生蒜等[168][169][170]。

蒜裡面能夠擴張血管的物質大蒜素，在烹調中就已流失，因此熟的蒜沒有辣味，也不會讓身體發熱，無法擴張血管。

純薑湯很辣，很多人喝薑湯時喜歡加糖，如黑糖或蜂蜜。但糖是發炎食物，因此在經期有症狀時最好少接觸。想喝薑湯、薑茶，可以這樣做：薑片＋水＋羅漢果或甜菊葉煮滾，關火，起鍋時加一點檸檬汁。羅漢果和甜菊有甜味，但不會震盪血糖，是極好的代用糖。起鍋時加檸檬汁不但增加風味，而且能夠增加維他命 C，輔助免疫，對經期有益。

除了使用以上食物做為食療外，促進循環最直接有效的方法，莫過於運動和拍打淋巴結了。所以增加活動量，或是每日做淋巴拍打的運動，也是促進循環、減緩經期症狀很好的方法[171]。

● 支援「下視丘—腦垂體—腎上腺」軸線

月經自發性的發炎反應能夠得到有效掌控，是腎上腺的功勞。腎上腺在經期生產的皮質醇能夠有效抑制發炎。所以，腎上腺的健康狀況，決定了一個人會不會出現月經問題。

腎上腺要健康，首要就是血糖不震盪，再來就是早睡。因為當我們夜裡撐著不睡時，就是腎上腺在調度能量，讓我們繼續有精神撐著。除此之外，生活壓力也能把腎上腺拖垮，比如學業壓力、照顧病人的壓力，或是跟誰相處不佳所產生

健康 TIPS

黑糖薑茶到底能不能止經痛？

黑糖薑茶對月經有用，但也有害。黑糖中含有維他命 B_3 / B_6，能夠協助必須脂肪酸轉換成前列腺素 E（PGE），幫助血管放鬆，所以它有效。但是，黑糖中的糖，卻也能夠促進發炎。在經期時，單獨喝黑糖薑茶，把糖提起後，血管擴張，症狀能夠得到緩解，但是，它所造成的血糖震盪，卻使得荷爾蒙更加失衡，引發下一波的月經問題。

製造蔗糖時有一個副產品，那就是糖蜜（molasses）。

糖蜜營養豐富，除了維他命 B_3 / B_6，還富有礦物質鈣、鎂、鐵、錳和鉀。在製糖過程中，如果糖蜜完全被抽離，那就是白糖；如果糖蜜還保留一些，就產出不同顏色的紅糖；而糖蜜保留多的，便是黑糖了。

糖蜜可拿來做菜，不但美味且營養豐富。我常用糖蜜調的水來醃製雞或鴨，做成烤鴨或烤雞，用來醃豬肉也極香。

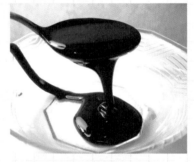

製造蔗糖的副產品：糖蜜（資料來源：https://reurl.cc/QXln5）。

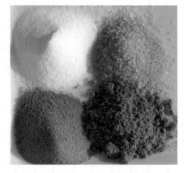

由於糖蜜保留比例不同，而出產不同種類的紅糖和黑糖（資料來源：https://reurl.cc/dDbV2）。

的壓力，這些壓力都不能小看。

最後，家長一定要注意孩子是否有長期發炎的情況，長期發炎能夠把腎上腺弄得筋疲力盡，因為它總是要幫著消炎。舉凡蛀牙、關節受傷、過敏、鼻炎、皮膚病等，都是長期發炎的來源。

除了留意避免以上能夠傷害腎上腺的元素外，也可以補充支援「下視丘—腦垂體—腎上腺」軸線的保健品。

● 白柳皮提取物是天然止痛藥

月經自發性的發炎反應，是由前列腺素引發的，當前列腺素失衡時，就會產生疼痛。市面上最普遍的止痛藥阿斯匹靈、泰諾靈或布洛芬，主要作用就是阻斷前列腺素的合成，用於止痛。但服用這類藥物，對腸胃有極負面的影響[172]，而且研究還發現，止痛藥可能會促成往後更劇烈的發炎反應（參見第 171 頁），形成藥物依賴問題。

這時，天然的白柳皮提取物就是溫和而副作用少的好選擇。白柳皮這個草藥用於止痛和退燒，人類已使用了三千五百年之久。白柳皮提取物中含有柳醇（salicin），在體內代謝成類似阿斯匹靈中的水楊酸[173]。由於白柳皮中除了柳醇外，還含有多項多酚和生物類黃酮，所以雖然生效所需時間比阿斯匹靈來得長，但效用卻比較持久[174]。白柳皮提取物是在戒斷止痛藥時，很適合使用的過渡期支援草藥。

特別提醒，對阿斯匹靈過敏的人，不適用白柳皮提取物。

● 調正骨架

子宮、輸卵管、卵巢都是懸空靠著韌帶固定，而許多韌帶都是固定在骨架上，所以，當我們骨架不正時，子宮、輸卵管、卵巢都可能會歪掉或扭到。

如果子宮或卵巢在排卵或月經來潮，歷經自發性的發炎過程而腫大時，就可

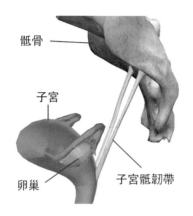

骶骨

子宮

卵巢

子宮骶韌帶

其中一個固定子宮的子宮骶韌帶，就是固定在骶骨上的（資料來源：https://reurl.cc/p6bZl）。

能會因為骨架不正，使得子宮或卵巢歪掉或扭到，而壓迫到骨頭、神經，讓人感到痠痛或疼痛（參見第 162 頁）。而在孩子青春期正快速長高、骨架變化很大時，很容易牽動到連結著子宮、輸卵管、卵巢的韌帶。

所以，孩子如果有月經問題，那麼除了調整生理化學外，也應該檢視一下可能的物理問題，找一個中醫或有執照的整復師（整脊師），做一下姿勢的調整和骨架的調整。

● 做馬雅腹部按摩

馬雅腹部按摩（Maya abdominal massage）是由自然醫學醫師蘿西塔・阿維戈（Rosita Arvigo）從中美洲習得的。這是引導骨盆腔器官回復到正常位置的一種按摩方式，能幫助血液和淋巴循環，促進生殖器官健康。馬雅腹部按摩搭配著骨脊調正，能夠帶給女性生殖器官最佳運作空間（參見《瘦孕、順產、讓寶寶吃贏在起跑點》）。

● 骨盆蒸澡

骨盆蒸澡（pelvic steam bath）在韓國稱為「chai-yok」，在南美洲稱為

「bajos」。簡單的說，就是用草藥薰蒸下體，促進骨盆腔血液循環。由於月經的生化過程環環相扣、極為複雜，血管歷經毀損和重建，重建時還不能留下疤痕，因此整個過程靠的就是順暢的血液循環。

但生殖器官位於骨盆腔深層，活動不易，如果再加上姿勢不正（如駝背）、飲食不均、壓力過大，很容易就造成氣血滯留的問題。這就是為什麼，女生如果每個月都花一點時間照顧自己的骨盆腔，做一次骨盆蒸澡，便能夠放鬆、休息，並促進骨盆腔深層的血液循環，有助月經的整個流程運作順暢。

骨盆蒸澡可使用的草藥包括奧勒岡（oregano）、巴西里（basil）、金盞花（calendula）、薰衣草（lavender）、迷迭香（rosemary）、紅玫瑰（red rose）、檸檬香蜂草（lemon balm）、洋甘菊（chamomile）、歐洲莢（cramp bark）、黑升麻（black cohosh）、達米阿那（damiana）、車前草（plantain）、西洋蓍草（yarrow）。注意，草藥不可用精油代替，因為陰部皮膚特別敏感，精油不適用。

● 電療

人是充電的，這就是為什麼古埃及人就已經知道使用有電的魚做為止痛的治療。人體的電流通過一個叫動作電位（action potential）的東西去傳導，這個東西有點像移動的電池，電解質（也就是溶於水的礦物質）進出細胞膜，產生不同的電位，傳導著電流。

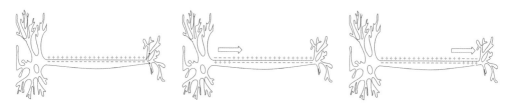

這是動作電位在一個神經細胞上的傳導，透過不同的電解質進出細胞膜、電位極性轉換，傳導電流（資料來源：https://reurl.cc/8jAYy）。

　　就是因為有這個電流，我們才可能有感覺，或是肌肉才能收縮和放鬆，它能協助血流和淋巴循環，減少發炎，修復受損細胞[175]，以及減輕疼痛。

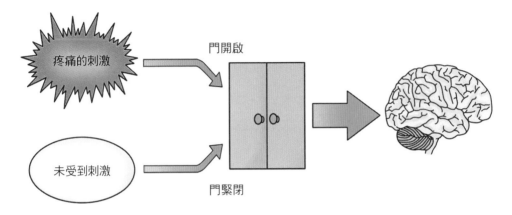

痛感神經是開著的，它連結著表皮感官神經與大腦。如果表皮感官神經沒有受到刺激，中間的門就是關著的，大腦就不會感知到感覺。
如果表皮感官神經受到刺激，中間的門就會打開，大腦就會感覺到痛，或是其他的感覺。

　　我們的身體感覺，是為了要即時保護我們而存在的，所以平時痛感的電流是開著的，但是中間關了門，電流沒接上大腦，就不感到疼痛。但是，如果哪裡受傷，或斷裂，或發炎了，那這個門就開了，電流接上了大腦，就感到疼痛了。這時，如果能夠刺激特定的神經，便能將這個門關上，減輕疼痛[176]。這跟我們碰撞感到痛時，用手揉傷處去舒緩疼痛是一樣的。手揉的動作刺激了神經，門關上了，電流不易傳導到腦部，疼痛就降低了。這就是電療的治療基礎。

　　如果選對了神經刺激，能夠減輕經痛和經期頭痛[177]。而電療時能促進腦內啡分泌，這說明了為什麼電療停止後，止痛效果能夠持續的原因[178]。在美國購物網站搜尋時，輸入「TENS」（經皮神經電刺激器），很多產品會跑出來。在淘寶網搜尋時，輸入「電療按摩」或「TENS」，很多產品也會跑出來。這種產

品台灣幾乎找不到，其實這些機器很多是我們台灣人設計的。

另外，生殖系統出現囊腫或腫瘤也可能會有嚴重經痛，所以如果有嚴重經痛，應就醫確認是否是這類問題造成經痛（參見第 174 頁）。

健康 TIPS

止痛藥愈用愈痛？

由於止痛藥阻斷發炎的管道，而發炎就是修復和痊癒的一個過程，因此，阻斷發炎管道也就阻斷了修復的過程。而修復在腸胃中扮演了最重要的角色，服用止痛藥如阿斯匹靈、泰諾寧、布洛芬等藥物，最大的副作用就是損傷腸胃黏膜，而胃黏膜被破壞了，胃酸這樣的強酸，便能大大的酸蝕胃壁[179]。因此，有 30～50% 的止痛藥使用者有腸胃出血、剝蝕、潰瘍等症狀。40% 的止痛藥使用者有胃食道逆流、打嗝、脹氣、餐後噁心等症狀[180]。

除此之外，止痛藥也可能損傷肝臟，讓肝指數失衡。由於膽汁也是由肝臟分泌，因此藥物造成的肝中毒，可能同時造成膽的傷害[181]。

止痛藥最大的傷害，是它雖能夠立即消炎和止痛，但未來卻可能成為發炎和疼痛的來源。

我們的身體是講究平衡的，因為有受傷就有修復，痊癒過程會先發炎，讓血管擴張，免疫細胞才可以擠出血管壁，到受傷處做修復的工作。但是，血管不能無止境的擴張，為了減少失血，身體必須同時讓血管收縮、凝血以修復傷處。所以，發炎 / 消炎、凝血 / 抑制凝血，它們是相輔相成同時相抗衡，才能保持平衡。這就是為什麼我們體內有發炎的前列腺素，也有消炎的前列腺素。

而止痛藥能阻斷發炎前列腺素的合成，前列腺素不能製造，結果就是身體不只不會發炎，同時也無法消炎了。等到下一次月經來出現自發性發炎時，就會顯得特別嚴重，因為能制衡它的消炎前列腺素不夠用[182]，就可能造成更嚴重的疼痛[183]。

史丹佛大學麻醉科教授安格斯特（Martin Angst）說得很好，他說疼痛不是為了要折磨人，疼痛是為了要保護我們。所以，當我們用藥物止痛，而身體無法聆聽到疼痛時，我們的自然生化反應會是：「我被這些藥物蒙蔽了，我需要再次感受到疼痛！」也因此用藥物止痛後，再次感受到的疼痛，會比以往更鮮明強烈[184]。就因為使用止痛藥後，再次出現的疼痛可能更劇烈，因而更需要止痛藥緩解疼痛，形成了依賴。所以，使用止痛藥是有可能上癮的[185]。

健康 TIPS

生理期的小祕密

由於生理期時，身體正在進行大型重塑過程（剝去舊床單），因此身體所需能量大增。平時沒有好好保護腎上腺的女生，這個時候食量就會特別大，特別想吃。但是，如果平時有好好保護腎上腺，這時如果跟平時一樣食量不變，那身體就要拿儲備脂肪去消耗，生理期過後就很容易瘦身。可以說，如果我們保護自己的健康，那每一次生理期時，都可以說是完美的減脂良機。

生理期時，免疫力自然下降，因此不適合過度或劇烈運動，因為劇烈運動消耗大量能量，影響免疫系統的資源。所以，女生最好把生理期當成一個小假期，好好保養，放鬆自己，畢竟，迎接新生命的整個準備流程是宇宙第一大事。

很多女生在生理期時會特別想吃紅肉，那是因為生理期時鐵流失得很快，而紅肉裡有身體最容易吸收使用的鐵質。所以，女生生理期吃充血量大的食物很好，比如肝臟、腎臟、心臟、紅肉等。別忘了，植物性鐵

質和動物性鐵質是不同的，植物性鐵質的吸收和使用，沒有動物性鐵質來得容易。

　　常常有人會嘀咕，為什麼有些人就是不會經痛，有些人全家都經痛。這個情況通常跟遺傳有很大的關係，因為不只是內分泌系統裡的腺體體質能夠基因遺傳，骨架這類物理健康也與基因遺傳有很大的關聯。

　　此外，另一個能夠遺傳的是飲食習慣。上一輩吃麵飯、高糖飲食，下一輩很可能會跟著吃而不自知。雖然基因遺傳不能修正，但是基因表達大大受到飲食及環境的影響。所以，如果我們修正自己的飲食，也可能跟著扭轉原本經痛的「命運」。

健康 TIPS

可洗式月經墊和月經杯，環保又健康

　　女性使用的衛生棉和衛生棉條，大部分都含有可能干擾內分泌系統的化學成分，卻常常與我們的生殖器官親密接觸[186]。因此，可洗式月經墊和月經杯就是既環保又安全健康的替代品。

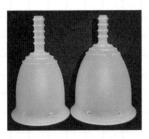

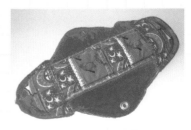

可洗式月經杯（資料來源：https://reurl.cc/VLxnb）。

可洗式月經墊（資料來源：https://reurl.cc/qLRoD）。

19 │ 子宮內膜增生／卵巢囊腫／經期胸腫脹／子宮肌瘤／子宮內膜異位症／子宮腺肌症

　　子宮內膜增生等等這些病症，全都跟荷爾蒙出問題有關。荷爾蒙要能作用，必須要先插進接收器，細胞才能接收到訊息。就像一個廣播功率可以遍及整個地區，但是要聽到廣播訊息，必須要有能夠接收那個頻率的收音機才行。所以，細胞會受到荷爾蒙的影響，不一定來自荷爾蒙本身，還取決於它的接收器。

　　子宮、卵巢、胸部最大的共同點，就是它們都具有豐富的性荷爾蒙接收器[187]，而這些接收器一連接上那些為增生喊話的荷爾蒙，組織就要增生，細胞就要多長[188]。每一個月，當身體為新生命鋪床時，荷爾蒙增加，子宮內膜就開始增厚，讓受精卵有個溫床能夠著陸。但是，如果身體細胞無止境的增生，就會出現囊腫、腫瘤等問題。因此，用完的荷爾蒙，要馬上帶到肝臟去分解掉，然後把分解完的水溶性物質從腎臟（小便）排出；脂溶性的物質則從膽（大便）排

出。可是，肝臟能夠分解荷爾蒙的前提是，荷爾蒙要能夠先被帶到肝臟才行。

　　當性荷爾蒙插進接收器對細胞喊話完畢，通常都是透過擴散作用回到血流，或是由淋巴微管開著口，向著細胞外的組織液回收荷爾蒙，再由淋巴循環帶回血流[189][190]，到肝臟去分解[191]。

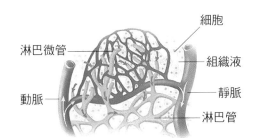

淋巴微管開著口，向細胞間的組織液回收已經向細胞喊話完畢的荷爾蒙，再把這些荷爾蒙帶回血流，到肝臟去分解（資料來源：https://reurl.cc/51xyM）。

　　組織液有點像細胞用完的水，所以將它回收的淋巴系統，就像是我們的排水系統。淋巴跟血流不同，它沒有泵浦，淋巴的循環和移動，靠的只有肌肉收縮和呼吸時的胸壓改變。所以，如果孩子活動量不足，淋巴就很可能會滯留。而骨盆腔中的組織液要排出，是從子宮內膜往子宮肌膜走，重要關卡是骨盆腔裡的淋巴結[192]。

　　如果淋巴結因為感染、過敏、生病而腫大，或是因為淋巴循環不佳而滯留、腫大，那這個「排水系統」可以說是堵塞了。排水系統一堵塞，荷爾蒙就到不了肝臟分解，只能到處亂逛。

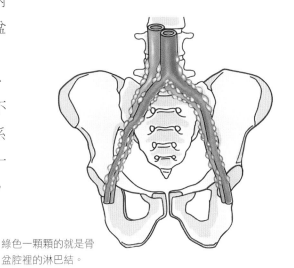

綠色一顆顆的就是骨盆腔裡的淋巴結。

如果荷爾蒙逛回子宮，子宮有內膜和肌膜，那就可能造成子宮內膜增生或子宮肌瘤。如果血流和淋巴循環不佳，或是肝臟無暇分解荷爾蒙，那即使荷爾蒙的分泌量沒有出問題，但體內的荷爾蒙就會因為排不出去，而開始出現失衡的情況。當性荷爾蒙比例失衡時，如女性荷爾蒙和黃體素失衡，也可能會造成子宮內膜異位症[193]。或者，也可能因為性荷爾蒙比例失衡，造成子宮內膜和肌膜交界處因此而過度增厚，形成子宮腺肌症[194]。

我們的肝臟除了分解用完的荷爾蒙再將它排出去之外，肝臟還大大參與了血糖的調整。如果血糖太高，肝臟就要忙著把它包裝成脂肪儲存起來；如果血糖太低，肝臟又要忙著把儲存的脂肪拿出來轉成糖，把血糖提起來。因為血糖就是能量，身體所有的運作沒有它都不行，所以血糖調整的優先順序高於荷爾蒙分解。因此，如果孩子一直吃錯，老是震盪血糖，肝臟就很可能因為疲於調整血糖，而無暇分解荷爾蒙。這時，如果排不出去的荷爾蒙循環至胸部，不斷刺激那裡的接收器，而接收器受不了過度刺激而發炎、疼痛，就容易經期胸腫脹[195]；如果循環到卵巢，刺激到那裡的接收器，就可能造成卵巢囊腫[196]。

由於這些疾病都與荷爾蒙失調和增生有關，因此共通症狀都是「痛」和「月經問題」。

子宮內膜增生 / 卵巢囊腫 / 經期胸腫脹 / 子宮肌瘤 / 子宮內膜異位症 / 子宮腺肌症常見症狀	
● 骨盆疼痛	● 經痛
● 性交疼痛	● 下腹痛、背痛
● 經期不規律	● 頻尿
● 經血增多、經前滴血	● 不孕

如何遠離子宮內膜增生 / 卵巢囊腫 / 經期胸腫脹 / 子宮肌瘤 / 子宮內膜異位症 / 子宮腺肌症？

● 改善月經問題

所有支援「月經問題」的方法，都適用這些病症（參見第 162 頁）。

● 多運動、拍打淋巴結

如果免疫系統是我們抵抗外敵、統管菌種的系統，那淋巴結就可說是「軍機處」。這些軍機處要能運作順暢，淋巴循環一定要好。

其實，我們體內的血流在流經微血管時，有非常大一部分血清會漏出來，跑到血管外，形成組織間液。

這些組織間液被包圍在微血管周遭開著口的淋巴管接過去，就形成淋巴液。

淋巴液能夠循環和移動，靠的就是呼吸時胸腔的移動；另外，就是我們活動時肌肉收縮所給予的動力。

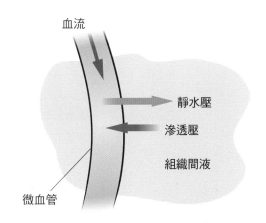

血清因壓力從微血管內跑出來，形成組織間液（資料來源：https://reurl.cc/AAKX8）。

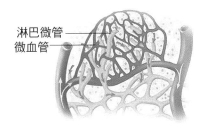

包圍在微血管周遭、開著口的淋巴管（資料來源：https://reurl.cc/WGkVe）。

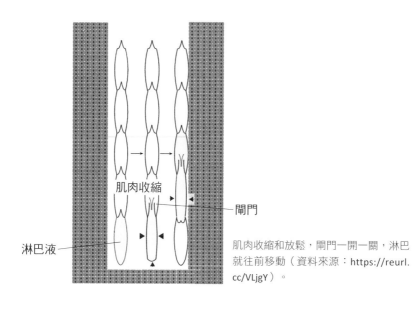

肌肉收縮

閘門

淋巴液

肌肉收縮和放鬆，閘門一開一關，淋巴就往前移動（資料來源：https://reurl.cc/VLjgY）。

淋巴管裡有閘門，旁邊的肌肉一收縮，閘門開，淋巴液進去；肌肉放鬆時，閘門就關，淋巴液就往前進。可以說，我們不動，淋巴液就不動。

以往，家裡沒有太多玩具時，孩子都愛往外跑，活動量夠大。在戶外活動時，身體總是在伸展，肌肉總是在收縮。

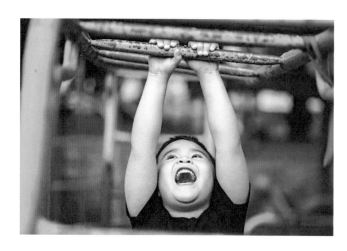

孩子在外玩時總是伸展，肌肉總是在收縮（資料來源：https://reurl.cc/DjWGd）。

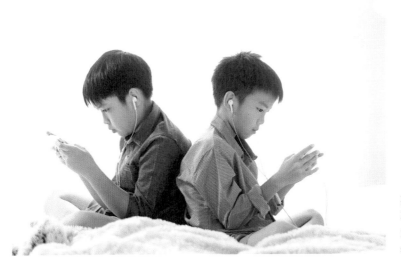

孩子在家裡玩時，不太伸展，也不太活動（圖片來源：shurrerstock）。

現在家家戶戶都有電視、電話、電動、電腦，孩子就都不往外面跑了。孩子待在家裡，就不太伸展、不太活動。當淋巴液不移動時，就不利於淋巴循環。

身體的淋巴結都是聚集在四肢和頭部連結身體主幹之處，如果不伸展，再加上身體不活動引發淋巴液滯留，淋巴結就容易堵塞；淋巴結一堵塞，就等於「軍機處」關門了。

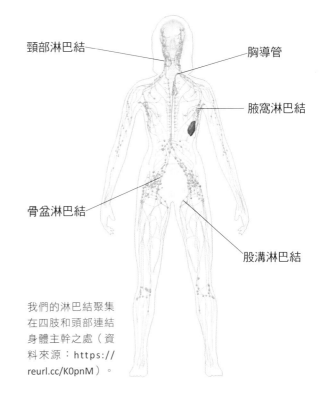

頸部淋巴結

胸導管

腋窩淋巴結

骨盆淋巴結

股溝淋巴結

我們的淋巴結聚集在四肢和頭部連結身體主幹之處（資料來源：https://reurl.cc/K0pnM）。

這就是為什麼，不常在戶外活動的孩子，免疫系統都不好，常生病。因此，想要孩子免疫力增強，一定要鼓勵孩子常到戶外活動。

如果孩子沒機會往外跑，一定要教孩子做淋巴結拍打的運動，也就是用拳頭敲打上圖淋巴聚集之處，如腋下、鼠蹊部。頭頸和耳後處淋巴，可以用手往下按摩。淋巴最後是由胸導管進入全身血壓最低處的鎖骨下靜脈，與血流合而為一，所以也可以用手指輕按兩個鎖骨凹陷處，促進循環。如果不用手拍打，也可以用按摩器直接按摩這些地方。記得，淋巴結是「通則不痛」、「痛則不通」，所以痠痛的地方要多加拍打或按摩。

想知道
更多

拍打淋巴結示範，請參見：https://reurl.cc/0kdK9

影片中示範的小朋友 Arianna 原本有性早熟的問題，荷爾蒙失衡造成胸部生長和骨骼生長超齡。在治療期間孩子堅持每日拍打淋巴結，配合生活習慣修正，最後在沒有吃藥的情況下，導正了性早熟的問題（參見第 208 頁）。

女生在拍打淋巴結時，要特別注意淋巴結並不是只有在腋下聚集，胸前其實也有很多，拍打按摩時不要忘了這個地方。此外，不管是腋下或胸前的淋巴結腫大或胸腫脹都不可以輕忽，因為只要有痛就是發炎，發炎久了就有轉癌的危險。

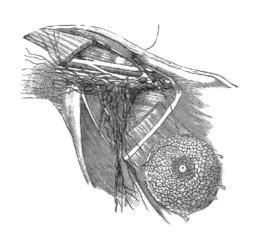

藍色部分就是胸前、腋下淋巴結聚集處
（資料來源：https://reurl.cc/519p7）。

● 避免便祕不憋尿，支援肝膽腎排毒管道

如果一個人有憋尿或是不喝水的習慣，荷爾蒙分解後，水溶性的部分就可能排不出去。同理，如果一個人不大便或是有便祕問題，荷爾蒙裡脂溶性的部分也可能排不出去[197]。如果從這些地方就開始塞車了，有可能一路回堵到肝臟，影響荷爾蒙的分解工作。所以，導正孩子的憋尿憋便習慣、喝水習慣、飲食習慣（參見第 224 頁），對平衡孩子的荷爾蒙有極其重要的影響。

如果孩子因為飲食或壓力，或是其他原因，讓排毒管道肝膽腎過度疲勞，它的運作不佳常會讓荷爾蒙這些我們已經用完的「毒」排不出去。所以，想確保荷爾蒙順利排出，也可以補充支援肝膽腎運作、清掃淨化身體的保健品。

● 注意所使用的藥物和保養品

很多治療藥物都含有荷爾蒙，比如胰島素、甲狀腺激素、更年期荷爾蒙治療法、避孕藥等（很多孩子的皮膚與經期問題都是用避孕藥治療），這些外加的荷爾蒙也可能因為過量，讓身體排解不易，而過度刺激接收器[198]。

除此之外，塗抹皮膚的保養品中所含的原料和成分，大部分國家並沒有嚴格監管，因此許多防皺紋、抗老、保青春的產品，都可能加了荷爾蒙。這些外來荷爾蒙由皮膚吸收，一樣能輕易進入血流，影響身體其他機能與器官。有增生症狀的女性應該特別警覺。

20 | 長太胖 / 長太瘦

　　孩子是不是過重，很難拿捏，所以都是等到孩子大了還是很胖，爸媽才開始慌。主要的原因是，大家都喜歡胖娃娃，覺得小孩胖胖的很可愛，孩子胖一點才是吃得好，老人家更是樂見孩子一團肉。所以，孩子小時候胖，是很被鼓勵的。

　　但是，等孩子進入青春期還是胖，大人才驚覺不對勁了，這時，孩子的胖習慣都已經養成了，這時才來改，都是靠些治標不治本的方法，踏上體重忽上忽下的不歸路。

容易導致肥胖的生活習慣

● 糖過量、肉過少

　　糖過量、肉過少，肉拉不住糖，糖就在身體裡快速上升，能量就過多了。身體裡有調節能量的專員，也就是胰臟和腎上腺。糖升得太快時，是胰臟趕快把它壓下去；而當糖很快掉到谷底時，是腎上腺把它提起來。如果沒有它們，我們的能量沒有得到調節，人很容易會因為糖太高或太低而暈迷，甚至有生命危險。

　　如果一個小孩老是吃錯，糖過多、肉過少，這樣的能量上上下下就整天不停的發生，到後來，胰臟和腎上腺就受傷了。

　　每個人體質不同，有些人的胰臟受傷速度比腎上腺要快，這時候，腎上腺還能把糖提起來，但是胰臟卻壓不下去了，這就叫做胰島素阻抗。胰島素是胰臟用來壓血糖的工具，如果這個工具失靈，血糖就壓不下去了，這個人就不管吃什麼，血糖都老是很高。

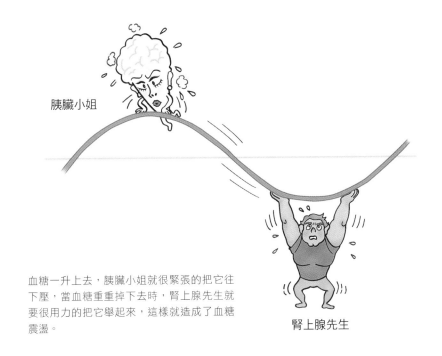

胰臟小姐

腎上腺先生

血糖一升上去，胰臟小姐就很緊張的把它往下壓，當血糖重重掉下去時，腎上腺先生就要很用力的把它舉起來，這樣就造成了血糖震盪。

　　糖既然是身體的主要能量來源，當糖過多時，身體就很寶貝的要存起來。而我們身體儲存能量的方法，就是把它打包成脂肪。為什麼打包成脂肪呢？為什麼不存成肌肉呢？那是因為，一克脂肪有九大卡路里，而一克蛋白質只有四大卡，一克碳水化合物也只有四大卡，卡路里是能量單位，一克的脂肪可以存最多能量，是身體最佳選擇。所以，當孩子不管吃什麼，胰臟都沒辦法把血糖壓下去，血糖老是很高，表示能量老是過多，身體就要一直忙著把過多的能量打包成脂肪，造成這個孩子吃什麼都胖。

由於孩子吃糖過量，所以他的腸菌裡吃糖的菌也會過量。當身體住著那麼多一直要糖吃的菌時，這個孩子就會很嗜糖。孩子嗜糖，吃糖吃飽了，肉都不碰，能量就更要上上下下沒有平靜的一日，體重問題，也就因此愈演愈烈了。

● 吃太快

孩子沒有慢慢咀嚼的習慣，就會吃太快。吃飽的訊息從消化系統傳到大腦需要時間，所以當孩子吃太快，腦子來不及接收到訊息前，孩子就不知道飽。但是，待腦子接到訊息後，孩子感覺已經飽時，就吃撐了。不管孩子吃得對不對，只要過量，能量就過多，容易胖。

● 壓力大卻不會溝通

孩子要是不會溝通，有什麼不高興總是悶著，這個情緒壓力，身體一概當成「被老虎追」。被老虎追，最需要的就是能量。所以，身體就把一大堆能量釋出，糖就一直上升。如果孩子沒有活動消耗掉，這些能量又會被肝臟回收，存成脂肪。所以，壓力大不懂得紓解的人，脂肪都存在肚子上了。

● 喝糖飲、不喝白開水

不喝白開水的孩子，一定是抓糖飲或水果來解渴。但是，這些東西常常都是利尿脫水的東西，反而讓孩子更缺水。孩子不舒服就再用糖飲或水果來紓解，糖就更過量。糖一過量，如果這個孩子胰臟比較弱，就會愈來愈胖。

那喝代糖飲料呢？這樣就不會影響血糖和能量了吧？事實不然。在美國內分泌協會 2017 年第 99 屆的年會中，其中一個討論主題，就是代糖、低卡食物和飲料，如何擾亂內分泌系統、促使脂肪合成累積（low-calorie sweeteners promote fat accumulation in human fat）。所以，要吃糖，最好還是吃天然的糖，而不是人工合成的代糖。

● 活動量不夠多

　　孩子會不會胖，跟荷爾蒙有很大的關聯。而荷爾蒙使用完畢是不是能順利排出，跟淋巴循環息息相關。但是，我們的淋巴循環，必須要肌肉收縮時才能移動。也就是說，如果孩子很愛宅在家裡，不喜歡動，那他的淋巴循環就不好，新陳代謝也就受牽連，很容易出現體重問題。

● 跟食物和身體關係不佳

　　孩子小時候胖，大家覺得很可愛，孩子自己卻不以爲意。但是長大了，胖是很被歧視的。孩子長大後，突然發現大家看他的眼光不一樣，本來寵愛欣賞，現在卻變成了擔心或嫌惡，孩子不知要怪什麼，就怪自己的身體。

　　如果我們不喜歡自己的身體，就不可能跟它有良好的關係。跟我們沒有良好關係的人，我們不會想去理解它、照顧它，而是不停的想要操弄它、控制它。孩子愈不了解自己的身體，愈不知道要如何順應和協助它健康減重，就開始了各種極端的減肥方法：餓自己、只吃水果青菜、瘋狂運動、吃藥腹瀉、催吐。身體會配合一段時間，接著又胖起來，孩子就更不喜歡自己的身體了。不但反覆減肥不成，最後也把健康賠掉了。

　　同樣的道理，孩子小時候，大人讓孩子隨便吃，要不就猛塞，但孩子大了，大人開始覺得孩子太胖，就又開始限制孩子吃。孩子見大人把食物當毒蛇猛獸一樣的看管，孩子便從喜歡食物，變成了懷疑和害怕食物。我們對自己懷疑和害怕的對象，是很難建立美好關係的。跟食物處不好，又不能不去碰，最後就演變成了飲食障礙症（eating disorder）。

孩子為何不長肉？

　　孩子過瘦，通常年紀很小大家就都超緊張，父母看著別人家白白胖胖的孩

子，覺得自己很無能，餵得很不好。孩子太瘦，家長就覺得要多吃澱粉，以爲多吃澱粉才會長肉。其實不然，澱粉都是糖，澱粉過量，能量不平穩，一上一下，胰臟和腎上腺就要受傷。如果這個孩子的體質是腎上腺比較弱，雖然胰臟把血糖壓下去了，但腎上腺卻舉不起來了。

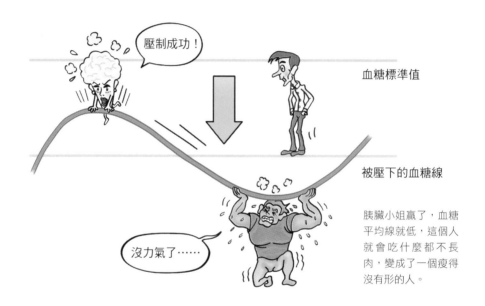

腎上腺舉不起來了，血糖就一直過低。腎上腺傷得太深，孩子就容易沒精神，做什麼都提不起勁，早上起不來。血糖太低表示能量太少，這時身體理應是要把儲存的脂肪拿出來燒成能量，但有時能量短缺得太厲害，除了燒脂肪外，身體還要燒肌肉。這樣的孩子，就怎麼吃都不胖。這就是爲什麼，這樣的孩子除了瘦以外，也沒有肌肉，乾乾巴巴的讓人擔心。

如何避免孩子太胖／太瘦？

想要孩子的體重一輩子都均衡，最根本的方法，就是養成均衡飲食的習慣。

● 懂得均衡飲食

當孩子糖不過量、肉不過少時，足量的肉能夠拉住血糖，血糖就不會衝上去又掉下來，當血糖慢慢上去後，它也是慢慢掉下來。這時，能量很平穩，胰臟和腎上腺不過勞，身體就「存存脂」又「燒燒油」。

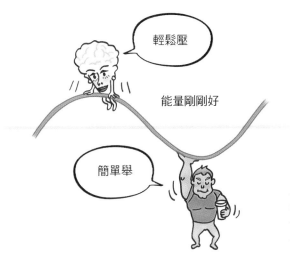

輕鬆壓

能量剛剛好

簡單舉

胰臟小姐和腎上腺先生都沒受傷，所以血糖居中，能量保持得剛剛好，不會太多也不會太少。

這樣一來，身材自然均勻。又由於血糖沒有掉得過低，能量不會出現大匱乏，所以身體只需要燒油，不需要動用到肌肉，孩子就會長肌肉。

● 好好咀嚼

好好咬才吃不快，腦子才能及時接收到已經飽了的訊息，食量按身體需求調配，總是剛剛好。

● 有話就講出來

孩子的溝通習慣是經由學習而來的，早早教他們把話講出來，情緒就不會關在身體裡變成疾病（參見《情緒界線：孩子人生必備的競爭力》）。

● 多喝白開水，少碰飲料

訓練孩子多喝水的方法，參見第 224 頁。

● 均衡運動

孩子喜歡活動身體，是一種良好習慣。如果孩子從小養成勤於活動的習慣，長大以後就不會常常癱著不動。

但是，孩子小時候胖時大人常常覺得他可愛，等孩子大了才驚覺不對，要不就大人慌張的逼著孩子瘋狂運動，或者孩子隨著主流概念瘋狂運動，形成惡性減肥的一環。

大部分人都以為運動愈多，人就會愈瘦、愈長肌肉。其實，運動跟飲食一樣，都要均衡才行。飲食是「能量進來」的概念，運動是「能量出去」的概念。能量進來得太快，要失衡；能量出去得太快，也要失衡。所以，運動要適度才是最好。

其實，孩子不需要特別做什麼運動去控制體重，只要養成戶外活動的習慣就好。從小就每天預留一點時間，讓孩子養成在戶外跑跳打球、玩耍的習慣。在家裡也分派孩子做家事，讓他在家也有活動的習慣。習慣在陽光下玩、活動的孩子，一不動就很難過，比較不容易沉迷那些不活動的遊戲，像是電玩。

● 跟食物與身體建立良好關係

把食物和身體當作是孩子的朋友，介紹給孩子認識。不要只餵孩子吃，還要教孩子理解他吃的是什麼，從哪裡來。也教孩子認識自己的身體，讓他觀察，吃了什麼會有哪些反應。只有從小做這件事，孩子才能夠因為充分理解，而不曲解害怕。孩子與食物和身體有良好的關係，就一定願意花時間為自己找好的食物，也願意聆聽身體的聲音。

● 補充抗嗜糖保健品

　　真菌的主食是糖，孩子的飲食裡如果糖過量，真菌就會繁殖過量；真菌過量，人就會嗜糖。以往我們認為，菌種失衡，補充益生菌就好。但聚集的菌會生出生物膜保護自己，那就是牙刷上那層滑滑的東西、青苔踩上去滑滑的東西。

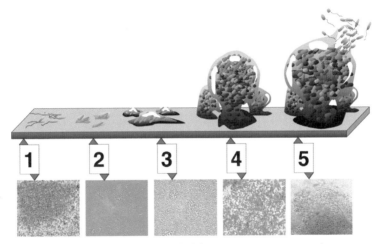

聚集的菌產生生物膜自我保護（資料來源：https://reurl.cc/q0vzy）。

　　擁有生物膜的菌就好像擁有了城牆，免疫軍隊攻不進去，抗生素、益生菌拿它沒辦法[199]。所以，要成功抑制真菌生長，除了減糖之外，也可以服用破除生物膜的酵素，再加上益生菌。

● 促進排毒

　　如果孩子已經有體重問題，除了以上的方法外，也可以加強促進排毒。排毒管道通暢，荷爾蒙、脂肪分解後，才能夠順利分解排出。

　　促進排毒，可以服用支援肝膽腎的淨化保健品，也可以每日拍打淋巴結（參見第180頁），促進整體循環。

21 | 閉經

　　閉經分為「原發性」和「次發性」無月經症。原發性無月經症（primary amenorrhea）是指年滿十四歲少女尚未有第二性徵的發育，也從未有初經。或者年滿十六歲的少女，雖已有第二性徵的發育，卻仍未有初經。而次發性無月經症是指原本有規律月經，卻連續三個月沒有月經。原發性無月經症常是染色體出問題引發的，但由於月經（尤其是初經）與營養有密切關係，如果孩子的月經遲遲不來，父母一定要先檢驗孩子是否吃得足夠營養[200]。

　　由於台灣有高比例素食人口，我常見女生有月經問題是從小家中吃素引發的。我認為，正在成長的青少女除非很會搭配飲食，否則不適合吃素。研究發現，吃素會延遲月經來潮的時間[201]。

　　而青少女次發性閉經最普遍的原因是快速減重、運動過量、壓力和藥物。

　　月經的整個運作，大大的依賴「下視丘—腦垂體—性腺」這條軸線。從右頁圖表中我們可以看到，月經中的幾個重要荷爾蒙都是這整個軸線所生產的。

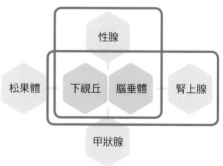

「下視丘—腦垂體—性腺」軸線主導著整個月經的過程。

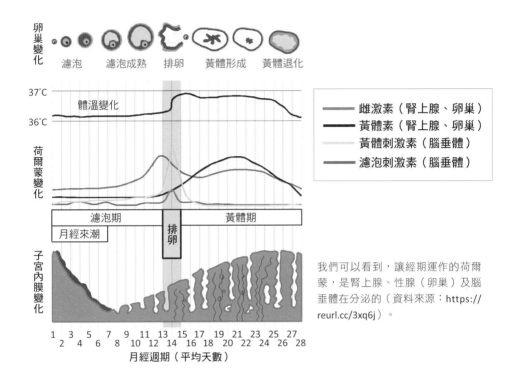

我們可以看到，讓經期運作的荷爾蒙，是腎上腺、性腺（卵巢）及腦垂體在分泌的（資料來源：https://reurl.cc/3xq6j）。

　　年輕女孩都怕胖，時時都想減肥，減肥的方法往往要不是餓自己，就是大量運動。但是，身體並不懂得餓自己和大量運動是為了減肥，它只知道這些舉動大大的威脅到能量的調度。身體裡每一個運作都需要能量，能量就像鈔票一樣，所以當我們發現鈔票不進來了，那就要節省著用，也就是減掉不必要的運作，這時，「迎接新生命」便是其中一項不必要的運作，身體就會把「下視丘─腦垂體─性腺」這條軸線關掉，月經就不來了[202]。

　　當我們面臨生活壓力時，身體不知道是生活上有變化才有壓力，以為我們被老虎追。在這樣不安全的情況下，迎接新生命並不明智，那麼，不迎接新生命就毋須有月經了，所以女生常會在大考期間、跟人大吵架、睡不好，或旅行時月經不來；再加上壓力都是腎上腺處理的，我們可以從上面的圖表中看到，腎上腺也大大的參與月經荷爾蒙的分泌，所以當腎上腺被抓去處理壓力時，它就無力參與

月經荷爾蒙的分泌，可能因此而閉經。

由於影響月經的荷爾蒙大大的主導骨質的建構，當青春期女生閉經時，骨骼的成長也會一併出問題，常常年紀輕輕就能出現骨質疏鬆症。

除此之外，藥物也可能導致閉經。

可能導致閉經的藥物[203]

- 避孕藥（停用時可能造成閉經）
- 抗精神病藥物（antipsychotic，用於治療精神分裂症、躁鬱症）
- 化療
- 抗憂鬱症藥物
- 降血壓藥物
- 抗過敏藥物（口服、外用）

閉經了怎麼辦？

● 調整飲食，「有機」不等於「營養」

由於腎上腺不只參與月經，同時還參與血糖的調整，所以孩子的飲食組合如果不斷震盪血糖，腎上腺一受傷，就很可能影響月經。血糖震盪時，當血糖掉得非常低，如同「人為饑荒」，因為古早沒有那麼多有糖食物，我們的血糖要掉到那麼低，只可能是因為饑荒或好幾天沒吃東西了。有饑荒，就有能量供給問題，身體必須節省開支，第一個砍的就是迎接新生命，因為自己生存都有問題了，無法支援另一個生命，月經就不來了。因此，調整飲食的正確方式是減少有糖食物飲料。

再來，不要以為「有機食物」＝「高營養密度」。很多父母認為只要給孩子

吃有機食物，就會有足夠營養。其實，孩子光靠穀類、水果、蔬菜，成長營養並不足夠，所以，不管這些東西有機與否，只吃這些是不夠的，孩子的肉身和骨架必須靠肉類和骨頭裡的營養元素去建構。

● 減少壓力

要保護腎上腺，首要便是減壓。如果孩子的壓力來自於跟別人相處的衝突，做父母的應該要教育孩子，每個人有自己的情緒界線，要學習如何尊重他人的情緒界線，以及如何守衛自己的情緒界線（參見《情緒界線：孩子人生必備的競爭力》）。

● 補充支援「下視丘—腦垂體」軸線保健品、以草藥支援腎上腺

「下視丘—腦垂體」軸線是月經的積極參與者，因此，如果有閉經情況，可以補充這類保健品。支援腎上腺的保健品分成腺體和草藥兩種，我認為孩子吃腺體類支援腎上腺太刺激了，可以吃像紅景天這樣的草藥支援腎上腺。

● 檢視藥物

由於藥物也可能導致閉經，其中之一是抗過敏藥物。現在許多孩子有過敏問題，如果孩子使用任何西藥，都該檢視一下它的副作用。

22 | 蛀牙 / 口臭 / 牙齒怕冷怕熱

　　大家都知道吃多了糖會蛀牙，但是，糖是怎麼讓我們蛀牙的呢？是糖黏在牙上造成細菌滋生嗎？如果是這樣，為什麼孩子天天刷牙，每天用牙線和漱口水，卻還是不停的蛀牙呢？

　　要了解為什麼會蛀牙，就要先了解「牙質小管」到底是什麼。

　　簡單的說，牙質小管就是牙齒最深層連結到牙齒最外面琺瑯質的通道。在這個通道裡有淋巴，淋巴按擴散原理往外流，通過琺瑯質，然後從牙齒表面的小洞出來[204]。牙齒和骨頭不同，骨頭是充滿血管的組織，但是牙齒除了最內部以外，牙質和琺瑯質都沒有血管。這就是為什麼牙齒必須靠牙質小管裡的淋巴輸送營養、排除廢物。除此之外，骨頭沒有直接接觸空氣裡的菌，但牙齒卻是直接接觸有菌的環境[205]。

　　淋巴裡駐守著強大免疫軍力，能夠在牙齒表面為我們殲滅病菌。而且，淋巴一直往外流，病菌就一直被擋在外面進不來，這樣琺瑯質就能被保護，不會有蛀牙，也不易形成牙垢、口臭[206]。

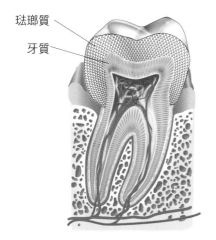

琺瑯質

牙質

琺瑯質和牙質是沒有血管的（資料來源：https://reurl.cc/51n8R）。

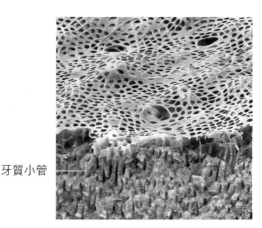

牙質小管

牙質小管（作者提供）。

但如果淋巴循環不佳，淋巴向外輸送（dentinal fluid transport）不足，情況就不一樣了。如果淋巴向外輸送不足，病菌就很容易從外面入侵到牙齒裡面，琺瑯質表面如果沒有淋巴裡的免疫駐軍保護，就很容易被細菌蛀蝕[207]。

除此之外，如果淋巴向外輸送不足，當我們吃喝很冰或很熱的東西時，就很容易深入牙質小管刺激到牙神經，讓我們對冷熱特別敏感[208]。

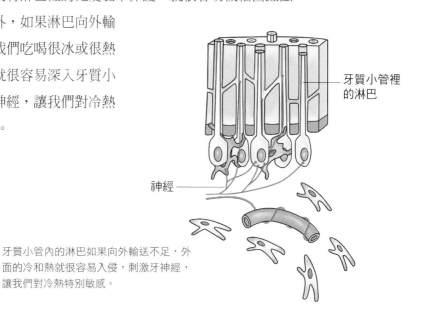

牙質小管裡的淋巴

神經

牙質小管內的淋巴如果向外輸送不足，外面的冷和熱就很容易入侵，刺激牙神經，讓我們對冷熱特別敏感。

是什麼原因，讓牙質小管裡的淋巴輸送不足呢？

研究發現，能「打電話」叫牙質小管末端向外輸送淋巴液的是「下視丘—腦垂體—腮腺」這個荷爾蒙分泌軸線[209]。由於荷爾蒙是一個網絡，彼此互相影響。我們可以看到，主導所有腺體的主軸是「下視丘—腦垂體—腎上腺」軸線。

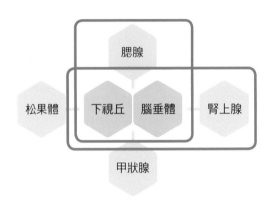

荷爾蒙的主幹線是「下視丘—腦垂體—腎上腺」軸線，而叫牙質小管末端向外輸送淋巴液的是「下視丘—腦垂體—腮腺」軸線。

腎上腺主管壓力和血糖調整，這就是為什麼研究發現，當我們有壓力或糖吃過量時，就容易蛀牙[210][211]。

因為當腎上腺太累，腮腺也會透過腦垂體而受到影響。「腦垂體—腮腺」不再「打電話」給牙質小管末端的牙質母細胞把淋巴往外輸送，牙齒就容易受到外來病菌入侵，也容易受到冷熱的影響。

如何遠離蛀牙 / 口臭 / 牙齒怕冷怕熱？

● 減糖、減壓

很久以前，我們以為蛀牙是因為糖發酵的酸腐蝕琺瑯質，現在我們知道，糖所促進繁殖的菌如果能被淋巴的免疫軍力控制，牙齒就不易受損。那麼，為什麼飲食還是要減糖呢？

　　不管糖過量，或是壓力過量，腎上腺都要受傷。腎上腺一受傷，跟它相連的「下視丘─腦垂體」就要被拖下水。它們一受影響，「下視丘─腦垂體─腮腺」這條線就受影響，容易蛀牙。如果飲食裡減糖、生活裡減壓，腎上腺才會健康，「下視丘─腦垂體─腮腺」這條軸線也才會健康，如此一來，牙質小管的淋巴往外輸送才會正常，牙齒才能夠從裡到外都受到保護。

　　現代孩子含糖飲料不離手，飲食裡糖又多，再加上生活壓力都很大，下課後有補不完的習，腎上腺疲倦不已，難怪牙齒蛀得亂七八糟。

　　如果孩子的飲食能減糖，再把排滿的行程刪減一些，讓孩子有戶外活動和休息的時間，這樣牙齒才可能健康。

● 補充支援「下視丘─腦垂體」軸線的保健品

　　如果孩子經歷特別疲倦的時期，比如大考、睡眠不足，可以補充一些支援「下視丘─腦垂體─腎上腺」的保健品。切記，這類保健品不能長期服用，等壓力減下來了，就可以停了，免得補過頭。

　　如果孩子的牙齒天生不好，很容易蛀，也可以補充支援「下視丘─腦垂體─腮腺」的保健品。由於是用於保健，最好不要天天服用，一星期二～三次就好。如果發現孩子檢查牙齒時開始沒有蛀牙了，就不需要再服用。

● 使用無酒精漱口水

　　矯正牙齒的孩子牙套很容易卡食物，可以選購用精油調和的漱口水。漱口水不應該含有酒精，因為含有酒精的漱口水，所有的菌都殺，包括好菌在內。口腔內如果沒有足夠的好菌，壞菌隨時都會繁殖過量、壯大。買漱口水時最好看一下成分，很多精油有天然抑菌功能，卻不會影響好菌的生長。

● 油漱排毒

油漱排毒（oil pulling）對預防蛀牙和口臭都很有效。

健康 TIPS

油漱排毒的方法

1. 選用好的椰子油或橄欖油。椰子油天然抗菌，是很好的選擇。
2. 洗澡前含一口油。
3. 一邊洗澡一邊反覆漱口，這個動作同時可以運動臉部肌肉。
4. 洗好澡、穿好衣服後把油吐出來。這時油會變成白色的，表示漱口時間夠長了（一般油漱時間大約十～二十分鐘）。

油漱會稱為排毒，是因為用油漱口時，能夠帶動牙質小管裡的淋巴流動。淋巴本身是油性分子的運輸管道，對油性的東西特別親[212]。淋巴被帶動往外走，病菌就不易入侵。淋巴循環好，不但協助排毒，而且牙表面的免疫大軍也足夠，能夠有效預防蛀牙[213]。

由於油漱能促進排毒，所以剛開始油漱時，很可能會出現排毒的恢復反應，比如：起疹子、起痘子、流鼻水、有痰等。

如果平時有甲狀腺或扁桃腺的症狀，這時可能會在脖子上長一圈痘子。

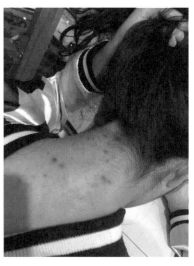

剛開始油漱時會出現排毒反應，平時有甲狀腺或扁桃腺症狀的人，這時可能會在脖子上長一圈痘子（肖海靜提供）。

● 支援腮腺，定期吃海帶海藻

腮腺和甲狀腺在組織上同源[214]，這兩種腺體在運作上，都大大的依賴礦物質「碘」。

含碘最豐富的食物就是海帶（芽）和海藻，所以如果想要保健這些腺體，最好一個月吃二～四次的海帶排骨湯，或是滷海帶、三杯炒海藻。要不然，可以補充螺旋藻做爲保健品。

碘補充得剛好，不只能保持腮腺和甲狀腺的健康，同時能提升免疫力。但是切記，碘補充過量，就會出現相反的作用[215]。

一般螺旋藻保健品的每日建議劑量都太多了。這樣的保健品即使是天然的，劑量都非常集中；如果只是要保健，一星期不要吃超過一次；螺旋藻粒（壓的那種）一次不要吃超過三粒。如果有症狀了，比如腮腺、甲狀腺已經腫大，或牙垢突然生成得很快，可以每天吃一粒；等症狀消失了，就變成隔天吃一次，一星期後改成隔兩天吃一次……以此類推，一直到減爲一星期一次。

爲什麼不建議直接補充萃取出來的碘呢？那是因爲天然食物裡的碘都伴隨著其他礦物質，尤其是硒，如果不是一起補充這些礦物質，常會造成更嚴重的流失。所以，直接吃全食物是最全面、安全的。

吃海帶海藻最好，其次是乾燥後的全食物，像是螺旋藻保健品。如果成分表裡主要成分只有碘，最好避免。

健康 TIPS

要不要讓孩子塗氟[216][217]

鐵「氟」龍不沾鍋你知道有毒[218]、不敢用，但是孩子去看牙，卻要給孩子的牙齒塗氟，這是不是有點矛盾？

氟本是大自然裡的元素，當我們接觸氟的量剛好時，它對健康有益。但若氟過量，其實是有毒的。這就是為什麼台灣自來水公司很科學的決定不在自來水裡加氟。

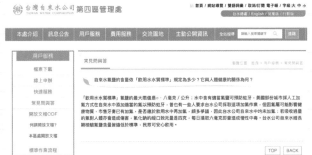

台灣自來水公司網站說明，依「飲用水水質標準」規定，自來水氟鹽的含量為多少？它與人體健康的關係為何[219]？

均衡營養的飲食裡就已經可以接觸到氟，但是現在不沾鍋、牙膏、漱口水、保健品裡都含有氟，我們常吃進過量的氟，尤其兒童容易氟過量，因為兒童吞嚥反射還不成熟，再加上牙膏調味常常很可口，所以孩子不自覺的吞嚥過多的氟。

氟過量可能導致的後遺症

- 氟斑牙（dental fluorosis）
- 氟骨症（skeletal fluorosis）
  氟在骨骼上沉積，出現骨頭疼痛、關節疼痛
- 消化不良、腸胃問題
- 腎臟問題
- 抽筋問題、神經麻痺問題
- 癌症
- 生出畸形兒（由於正在成長的兒童對氟的吸收最快速，這就是為什麼胎盤形成天然的屏障，控制嬰兒接觸氟的量）

健康 TIPS

窩溝封閉會不會影響淋巴流動？

窩溝封閉（fissure sealants），是把牙齒上比較深的窩窩、深溝、縫縫用膠封起來，用以降低蛀牙的機率。由於膠並不是覆蓋整顆牙齒，面積不大，所以不會嚴重影響牙質小管的淋巴流動。

在日常生活裡，有些物質會造成碘流失，其中最要注意的是氟。牙膏裡常常有氟，不沾鍋的表層也常有氟，所以，不沾鍋、含氟牙膏，建議不要使用。

這就是為什麼我反對兒童牙齒塗氟，而且我也反對兒童使用含氟牙膏。

我們家不用不沾鍋，不用含氟牙膏，因為現在我們正處於一個氟過量，而不是氟不足的時代。

想知道更多

氟斑牙（dental fluorosis）照片，請參見：https://reurl.cc/AX2VZ

23 | 性早熟 / 性晚熟

很多父母很害怕給孩子吃雞，因為覺得雞有打生長荷爾蒙。其實，現在的畜牧養殖比以往的環境要進步很多，肉雞長得快並不是因為打了荷爾蒙，而是因為現代的品種就是長這麼快，而雞吃的東西加速牠成長。

說到底，雞和人一樣，體內都有荷爾蒙，牠們的荷爾蒙跟我們的一樣，都會及時分解排出。所以，孩子會性早熟，並不是因為雞吃多了。其實，大部分孩子性早熟和性晚熟，如果不是先天問題造成的，多半是吃出來的；並不是吃雞肉吃出來的，而是糖吃太多了。

講到性早熟 / 性晚熟，它的生化根源就像長太胖 / 長太瘦。也就是說，同樣是吃錯了，飲食裡糖分太多，但因為每個孩子的胰臟和腎上腺體質不同，造成有些孩子性早熟，有些性晚熟。

如果孩子早餐沒吃蛋白質且糖過量，不喝白開水只喝飲料，中餐再次糖過量，晚餐、零食一樣糖過量，他的血糖就會整日震盪。整日震盪的血糖會傷害胰臟和腎上腺；胰臟和腎上腺角力，如果胰臟輸了，血糖壓不下去，居高

想知道更多

雞農為了讓雞快速生長，可能會給雞施打生長荷爾蒙或抗生素嗎？請參見：https://reurl.cc/17xz8

不下的血糖就會促使胰島素過量分泌想要壓血糖。胰島素一增加，類胰島素生長因子就增加。

　　顧名思義，類胰島素生長因子是刺激生長的激素，它的量剛好時，能促進下視丘、腦垂體、腎上腺和性腺分泌荷爾蒙，幫助孩子成長。但是，如果類胰島素生長因子過量，性荷爾蒙就會增加，孩子就過大過胖，或者會出現性早熟。

　　要特別提醒，除了高糖飲食能增加胰島素的分泌外，壓力也不能忽視。壓力也能快速增加胰島素的分泌量[220][221][222]。

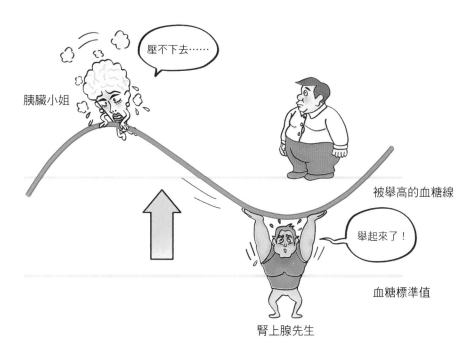

腎上腺先生贏了，血糖平均線就高，這個人就會吃什麼都存成脂肪，變成了一個吸空氣也胖的人。

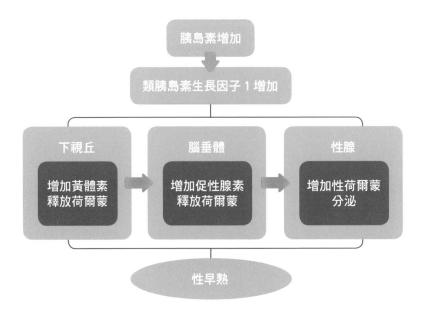

糖吃太多，如果腎上腺和胰臟角力贏了，血糖一直居高不下，胰島素就分泌過量，牽動一連串的荷爾蒙分泌，造成了性早熟[223]。

　　如果胰臟和腎上腺角力，腎上腺輸了，血糖就老是太低，腎上腺分泌的皮質醇就會過量，因為皮質醇是腎上腺用於提升血糖用的。皮質醇一增加，胰島素就減少，類胰島素生長因子也跟著減少，當這個成長因子太少時，就會抑制孩子成長，同時造成生殖器官晚熟，也就是性晚熟。

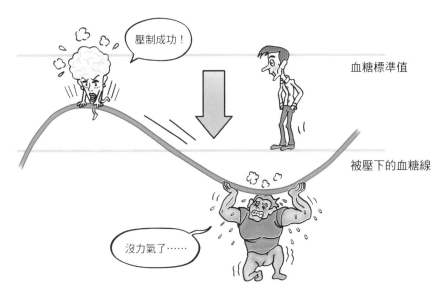

胰臟小姐贏了，血糖平均線就低，這個人就會吃什麼都不長肉，變成了一個瘦得沒有形的人。

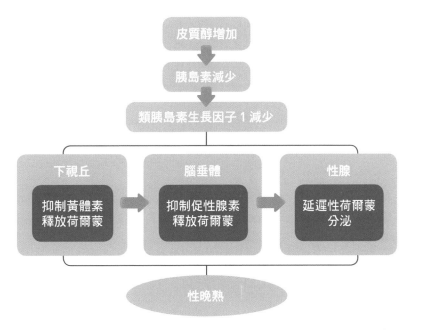

糖吃太多，腎上腺和胰臟角力輸了，血糖一直太低，腎上腺持續分泌皮質醇提血糖。皮質醇分泌過量，牽動一連串的荷爾蒙分泌，造成了性晚熟[224]。

如果孩子吃得均衡，皮質醇和胰島素的分泌就會剛剛好，類胰島素生長因子也就會剛剛好，孩子的性發育就不會太快或太慢。

除了血糖之外，奶製品（牛奶、起司、優格等）也對類胰島素生長因子有直接的影響。因為奶製品能夠直接刺激類胰島素生長因子的分泌[225]。

除此之外，孩子性早熟也可能是因為荷爾蒙分解和排出不夠快造成的。性荷爾蒙排出不夠快，就會一直刺激生殖器官，讓它過早成長。

荷爾蒙分解和排出不夠快的原因

● 油吃得不對

油吃得不對，肝製造的膽汁就過度濃稠。荷爾蒙分解後的油脂部分，是放進膽汁，最後由大便排出的。如果膽汁過度濃稠，肝就堵塞了。肝一堵塞，荷爾蒙就排不出去，尤其是以油脂為原料做的性荷爾蒙。

● 得了肝炎

孩子如果得了 A 型、B 型、C 型肝炎這類肝炎，肝運作就會不力，可能影響荷爾蒙排出。

● 便祕

孩子如果不是天天大便，那就是便祕。荷爾蒙是靠大便排出去的，如果不大便，荷爾蒙就排不出去。

● 膽有結石或瘜肉

如果膽有結石或瘜肉，膽汁很可能會倒流回肝臟，造成肝堵塞。

● 水喝得不夠

現在的孩子都喜歡喝飲料，不喜歡喝白開水。當孩子水喝不夠時，性荷爾蒙裡水溶性的部分，就沒有辦法靠小便排出去，荷爾蒙平衡便要出問題。

● 動得不夠導致淋巴堵塞

現在的孩子都不愛動，每天不是做功課，就是宅在家裡，活動量不足，淋巴就很容易堵塞。淋巴也承載荷爾蒙，如果淋巴循環不好，荷爾蒙就不能及時被帶回血液循環，進不了肝臟這個分解大廠，用完的荷爾蒙就排不出去。

孩子性早熟／性晚熟怎麼辦？

性早熟／性晚熟的生理機制與太胖／太瘦一樣，所以修正胖瘦的方法可以用在這裡（參見第 186 頁）。等到血糖平衡以後，性早熟的會開始減緩，性晚熟的會開始加速趕上。此外，以下方法也能改善性早熟和性晚熟的問題：

● 多晒太陽，補充維他命 D

維他命 D 並不只是一種維他命，它其實也是一種荷爾蒙，對孩子成長時的性成熟有直接的影響，所以青春期的孩子對維他命 D 的需求量特別大[226]。

取得身體可以直接使用的維他命 D 最好的方法就是晒太陽，但是，現在的孩子大都被課業壓得喘不過氣，成天宅在家裡，很少接觸到足夠的陽光，到了冬季陽光少時就更嚴重了。所以，盡可能鼓勵孩子多多到戶外活動。

或者，可以直接給孩子補充維他命 D。由於維他命 D 是脂溶性，如果不是隨著油一起服用，可使用率很低。我認為，最有效攝取維他命 D 的方式是服用高品質的魚肝油。注意，不是魚油，是「魚肝油」。主要是因為動物肝臟是儲存維他命 D 的地方，這就是為什麼魚肝油的維他命 D 比例遠遠大過魚油。除了魚

肝油外，也可以每星期給孩子吃兩次肝臟。

● 補充支援下視丘和腦垂體的保健品

下視丘和腦垂體可以說是青春期荷爾蒙的指揮站[227]，想要它運作順暢，可以補充支援下視丘和腦垂體的保健品。

● 油漱口 / 拔油排毒

油漱口正確方法，參見第 198 頁。

● 性早熟應減少奶製品

奶製品能夠刺激類胰島素生長因子的分泌，對性早熟的孩子有傷害。性早熟的孩子如果奶製品吃多了，檢驗報告就會顯示類胰島素生長因子增加。所以，如果孩子已經性早熟了，最好大幅減少奶製品的攝取。

健康 TIPS

逆轉性早熟的實例

Ada 是我的讀者，她和先生是從 2018 年六月注意到八歲升小三的女兒 Arianna 胸部開始發育，他們上網搜尋「性早熟」相關資料並加入探討性早熟的臉書社團，心中時刻上演著「打針（治療）/ 不打針（飲食運動控制）」兩種想法的拉踞戲碼。

同年九月就診，醫生照骨齡判斷，Arianna 最終身高落在 142～147 公分之間（遺傳身高 157～167 公分），而 Ada 所參與的性早熟社團，許多成員的孩子經過治療，最終身高都超過預估身高 10 公分以上，Ada 幾乎就要倒向打針治療了。

十月看血液報告，Arianna 鋅 550 未達標（低標 700）、鐵 55（比低標 50 高一些），醫生開了鋅及鐵錠；膽固醇 179，三酸甘油脂 62 超標，其他與發育相關的荷爾蒙指數都超標，所以要進行飲食控制並搭配運動。在等待十二月初超音波及 MRI 進一步檢查的這段期間，飲食方面主要是根治飲食，並控制攝食量維持體重；運動方面除了跳繩之外，Ada 也把我在健康講座上示範的淋巴結拍打方法教給女兒，並額外拉單槓確保淋巴排毒管道暢通，多管齊下。

那時，臉書社團「Sara 的健康自己來」已開啟「Ask Sara」單元，幫社團成員解決問題，Ada 抱著姑且一試的想法來信詢問。我立即回了信，提醒鐵錠可能令腸內嗜鐵菌坐大。我也發現，Arianna 雖然吃得很好，但是鋅與鐵不足，很有可能是胃酸不足，無法分解與吸收營養，需要支援消化。剛好我們親自配方的消化保健品正在做測試，便給 Arianna 寄了一份。之後 Ada 來信回報狀況，女兒按照建議服用，「隆起的胸部就這樣慢慢縮水消風了。」

2019 年一月中看血液報告，對比三個月前的數據，鋅 609、鐵 82 已達標準，證實了「消化」在吸收營養上扮演何等重要的角色。Ada 過去一直認為小孩不會出現胃酸不足的問題，也不可能有消化問題，因為他們「沒有壓力」。其實，孩子能夠吸收大人所感受到的所有壓力。另外，這時的 Arianna 膽固醇 167、三酸甘油脂 32，其他與發育相關的荷爾蒙指數都下降，顯示三個月期間的飲食控制、持續運動和支援消化方向對了。

生長發育和營養與荷爾蒙密切相關。吃得對、能消化吸收、廢物排得出去，是解決生長發育問題的王道。

24 | 長不高 / 長太高

　　美國國立衛生研究院（National Insistutes of Health, NIH）認為，我們的身高 80% 是 DNA 遺傳的，但有 20% 受到環境左右[228]。

　　毋庸置疑，那 20% 環境因素中最能左右身高的，就是飲食了。身高成長的停止，取決於骨骼裡的生長板什麼時候成熟。生長板就是下圖箭頭指的縫隙，左右兩骨各有一條。它是位於長骨末端的透明軟骨，我們新骨要長出來，骨頭要長長，就是從這裡開始的。當生長板成熟時就會融合，然後骨頭就不再長長，人就停止長高了[229]。

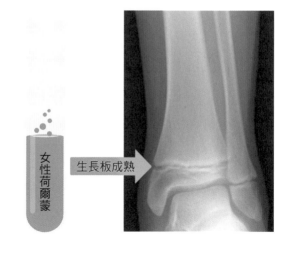

女性荷爾蒙到達一定的量時，不管男生還是女生，生長板便會成熟，就會停止長高了（資料來源：https://reurl.cc/adMXD）。

許多研究都指出，不管是男生或女生，當女性荷爾蒙到達一定的量，生長板便會成熟，身高成長便停止了。

這就是爲什麼女生都比男生快些抽高，而且也都比男生提早停止長高，因爲女生體內的女性荷爾蒙比較多。你會問，男生有女性荷爾蒙嗎？有的，男生的身體裡也有女性荷爾蒙，是男性荷爾蒙透過芳香酶轉成的。

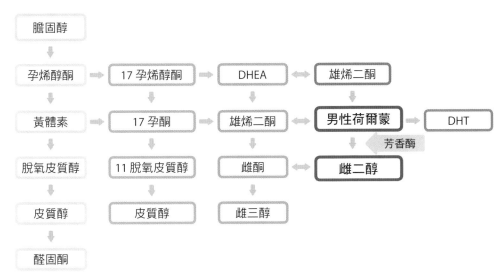

荷爾蒙級聯過程。荷爾蒙是一個一個轉換而成的，它們轉換時，中間都有酵素做爲媒介（也就是酶）。男性荷爾蒙轉成女性荷爾蒙（雌二醇）的媒介就是芳香酶。

問題就出在，芳香酶把男性荷爾蒙轉換成女性荷爾蒙的速度，大大受到胰島素的影響。當胰島素量高時，芳香酶的工作速度就會加快。而胰島素的對抗荷爾蒙就是皮質醇[230]。所以，當青春期男生飲食組合錯誤時（糖太多、肉太少），就要看他的體質讓誰老是出來工作。如果胰島素老是出來壓血糖，這個男生的芳香酶工作速度就加快，男性荷爾蒙過快的轉換成女性荷爾蒙，生長板成熟跟著加速，那他可能就比較矮胖[231]。不只如此，他可能會因爲有過量的女性荷爾蒙，也出現女性性癥，好比胸部凸起。

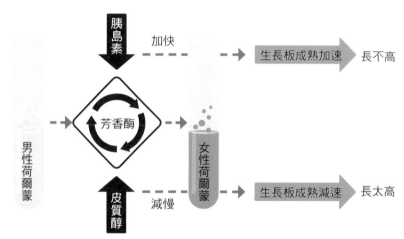

如果青春期男生因為吃太多糖，使得胰島素總是不停的生產，芳香酶工作速度就會加快，男性荷爾蒙快速轉成女性荷爾蒙，生長板的成熟就加速，因而比較快停止長高。
如果青春期男生的皮質醇總是不停的生產，芳香酶工作速度就會減慢，男性荷爾蒙比較慢轉成女性荷爾蒙，生長板的成熟就延遲，就可能不斷長高，卻沒辦法長肌肉。

另一個飲食吃錯的男生，可能體質不同，皮質醇老是要出來提血糖，這個男生的芳香酶工作速度就變慢，男性荷爾蒙就會過慢的轉換成女性荷爾蒙，生長板成熟就會延遲[232]。這樣的男生，常常是怎麼吃都不胖，沒辦法長肌肉，像竹竿那樣瘦瘦高高的。

孩子長不高／長太高怎麼辦？

由於身高成長與荷爾蒙相關，所以性早熟／性晚熟的處理方法也適用於身高成長（參見第 207 頁）。

25｜牙齦發炎／牙垢／牙周病

兒童和青少年因為飲食不均衡，得牙周病的很常見。牙周病的症狀是牙齦紅腫、發炎，常常一碰就流血，出現口臭異味，嚴重時牙齒會動搖、脫落。

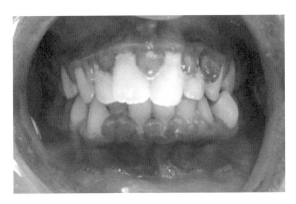

牙齦紅腫是牙周病症狀之一（資料來源：https://reurl.cc/v7Zqy）。

牙周病的起源可能從三方面開始，第一根源是牙垢。如果一個人的「下視丘—腦垂體—腮腺」失衡，牙質小管內的淋巴向外輸送不足（參見第 195 頁），牙齒表面免疫駐軍不夠，而牙齒直接接觸空氣，各種病菌就會在沒人控管的牙上開始紮營繁殖，等病菌繁殖過量就產生生物膜，這就是牙垢。

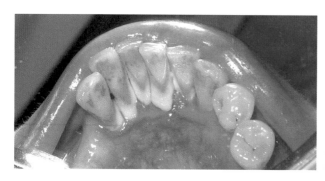

牙垢（資料來源：https://reurl.cc/7G4zb）。

　　牙垢一開始是無色的，變厚變硬後可能會變成黃色或棕色。這些由細菌釋放出的東西，會造成牙齦紅腫發炎，時間久了，就成了牙周病[233]。

　　牙周病也可能是飲食裡糖過量所造成。血糖快速上升，代謝成酸的速度太快，身體裡其中一個緩衝機制便是由骨頭釋出鹼性的鈣，拿它來中和血液裡的酸，保護血管不被酸腐蝕而受傷[234]。

　　支撐牙齒的牙槽骨如果鈣質流失過多，牙齒因為無法固定而動搖，動搖的牙會一直撞到牙齦而傷害到牙齦，同時也會引發牙周病[235][236]。

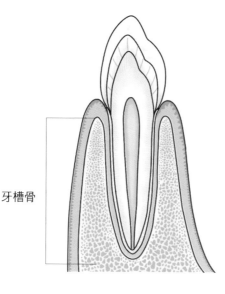

牙槽骨

支撐牙齒的牙槽骨如果為了中和高血糖產生的酸而鈣質流失過多，牙齒因為無法固定而動搖，動搖的牙會傷害牙齦，也會引發牙周病。

如何遠離牙齦發炎 / 牙垢 / 牙周病？

● 改善牙齒問題

　　所有預防蛀牙 / 口臭 / 牙齒怕冷怕熱的方法，也都適用於預防牙齦發炎 / 牙垢 / 牙周病（參見第 196 頁）。

● 補充複合式維他命C

　　牙周病發作時有細菌感染，在痊癒時需要組織的癒合，這就是爲什麼這時補充維他命 C 這麼重要。維他命 C 協助合成膠原蛋白，能夠加速癒合。同時它能協助免疫系統，抵抗病菌，抑制它們的繁殖[237]（複合式維他命 C 的選用方式，參見第 138 頁）。

● 補充益生菌

　　由於犯牙周病時，壞菌的繁殖一定過量，所以補充益生菌就很重要。益生菌除了口服外，也可以睡前將益生菌膠囊打開，含於口腔中，再去睡覺。但是，產品成分不可含糖，先檢查一下再使用。

● 紅腫牙齦塗上大蒜油膠囊

　　大部分的抑菌精油只適合外用，不適合內服，但大蒜油膠囊卻不一樣。可以把大蒜油膠囊切開，將大蒜油塗抹在牙齦和牙齒的縫中。大蒜中的大蒜素（allicin）能有效抑菌，幫助消滅一些牙周病時的紅腫不適，協助痊癒（但味道可能會很重）。

Buddy 和牠的牙

我們家的狗狗叫 Buddy。Buddy 刷牙時很不乖，常會咬到我，所以即使我知道給狗狗刷牙很重要，卻很少給牠刷牙。有一天，跟 Buddy 一起睡的小女兒說，Buddy 嘴巴很臭。我很不情願的要幫牠刷牙，卻發現前面有一顆牙整個翹起來了，伸手動一動，搖得好厲害，我很確定只要一拉，那顆牙就會掉下來。

這下我很慌，因為那顆牙是 Buddy 拿來撕肉的牙，牠平時都是吃原形肉，如果沒有這顆牙，我就得把肉切得很小，會很麻煩。我上網查資料，又請教巨樺牙醫的蔡鎮安院長（只要有牙的問題我就問他），這才找到了牙齒和「下視丘—腦垂體—腮腺」的關係。

Buddy 平常吃得很好，牠的飲食除了啃院子裡的草以外，幾乎完全無糖，所以最有可能的病因，就是缺碘。

我拿出從台灣帶回來的綠藻粉（台灣藻類全世界種類最多），由於 Buddy 的牙搖得太厲害，不能吃大塊肉，我就把肉切得很小，再把綠藻粉拌進去。Buddy 就這樣吃了三天，有一天我把牠的嘴打開，小女兒看了驚呼：「媽媽，牠的牙好了呢！」我伸手去搖了一下，牙竟然不動了。牠的牙齦不再腫，不再黑，嘴巴不再臭了，真是神奇。

更神奇的是，又過了幾天，Buddy 連牙垢顏色都開始變淡了。我這樣每日給牠補充半茶匙海藻粉，過了大概十天，本來牠一聞到海藻粉就食指大動，之後就不再願意吃拌海藻粉的食物了。我想牠大概補夠了。現在為了預防保健，我每天給牠放的海藻粉減少到 1/20，每天食物裡只撒上很少的海藻粉。或者一星期補半茶匙，只放進一餐裡。

26｜長期便祕／拉肚子

　　以往的人生活節奏沒有現在趕，而且都是吃原形沒有加工的天然食物，更沒有脫水飲料，所以都是吃完一餐就大便一次。我的小女兒就是如此。

　　〈羅馬會議診斷準則第三版〉（Rome III diagnostic criteria）指出，「功能性便祕」是一星期內大便少於兩次。我認為，除非孩子吃得很少，要不然應該每天大便至少一次。成長中的孩子新陳代謝很快，有很多代謝出來的廢物需要排出；如果孩子一天大便排不出去，排毒就會出問題。

　　便祕的傷害很大，因為所有要靠糞便排出的毒素、廢物，如果排不出去，坐在腸道裡，就又被吸收回去了。可以說，不能排便的人很毒。

　　孩子好幾天沒有大便，會很不舒服；小孩子不舒服，就很難相處，一定會嘰嘰歪歪。但有些孩子消化道不舒服，表達的方式不是便祕，而是拉肚子。所以不管孩子常便祕，或是常拉肚子，父母都絕不能輕忽。

孩子便祕或拉肚子的可能原因

● 對奶過敏

　　當我們吃到自己過敏的食物時，很難完全分解那種食物，而且會引起腸道發

炎，就很容易便祕。

讓孩子便祕的過敏食物，最常見的是奶類。牛奶原本都含有分解奶糖和奶蛋白的酵素，但經過高溫消毒後，這些酵素就流失了，所以現在牛奶中的奶糖和奶蛋白很難分解。這就是爲什麼很多孩子喝了奶後，放屁和大便都很臭。

但是，由於牛奶被包裝行銷爲「健康食品」，大部分人又覺得喝牛奶可以讓孩子長高，所以很多孩子奶製品食用過量；如果孩子無法消化奶類，就容易造成便祕[238]。

● 澱粉過量

麵粉弄溼了，就是黏乎乎的。孩子如果食用澱粉過量，尤其是麵粉類食物，大便很容易因爲過黏，造成腸蠕動時移動過於緩慢，形成便祕。

● 油脂不足或不好

油脂是膽汁的原料，如果吃到的油不好，膽汁就會變得很濃稠，很難從膽囊排出。膽汁是讓腸蠕動很大的動力，如果膽汁無法流動順暢、從膽囊順利噴出，便可能造成便祕[239]。

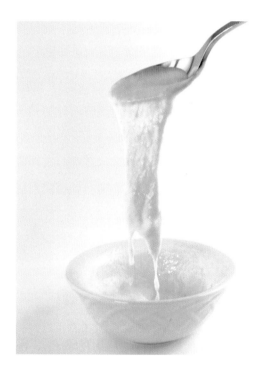

麵粉遇水就是黏的；麵粉類和垃圾零食吃多了，大便就容易黏（作者提供）。

● 青菜過量或不足

孩子不吃青菜時，益生原纖維就不足，腸菌容易失衡。腸菌一失衡，消化和排泄就要受影響。

大部分人都知道，纖維攝取不足很容易便祕；但是很少人知道，纖維攝取過量，也可能便祕或拉肚子。纖維攝取不足，靠纖維生存的腸菌沒飯吃，造成腸菌失衡，就容易便祕或拉肚子。但是，由於纖維是由腸菌去分解的，當我們吃的纖維攝取量超過了腸菌能夠分解的工作量，腸道也可能會發炎，導致拉肚子、絞痛或便祕。所以，纖維跟所有的飲食一樣，都是「剛剛好」最好。

● 水喝不足

腸道蠕動除了膽汁刺激外，另一個最大動力來源就是水。

現在的孩子飲料不離手，很少有孩子愛喝白開水。問題是，大部分飲料都脫水利尿，再加上糞便進入大腸時，水分會不停的被回收，因為身體對能再次利用的資源都不會放過。所以，如果孩子水喝得不夠多，糞便的水分當然就不足。

如果再加上孩子不敢上公廁，或是玩過頭，常憋大便；大便原本該出來而沒有順利出來，只要過幾個小時，大腸就能把它榨乾。大便乾掉以後，移動就很困難，容易便祕。

● 消化不良

當食物無法好好消化時，因為消化得慢，所以排泄得慢，自然就形成便祕。

當孩子消化不良時，胃口常常不好，放屁大便會特別臭，嘴巴的氣味也可能很重[240]。

● 飲食組合錯誤，導致內分泌失衡

腸蠕動順利排便，這是荷爾蒙和神經系統交互合作而成的精密機制。所以，

當荷爾蒙失衡就容易便祕，像是甲狀腺機能減退的人，很容易便祕[241]。

　　當孩子餐餐吃錯，每餐的糖量太高，或是孩子總是喝含糖飲料、水果過量，血糖一定震盪；每一次血糖震盪，都會傷害腺體。當腎上腺受傷時，整條內分泌系統的主要幹線就可能失衡。

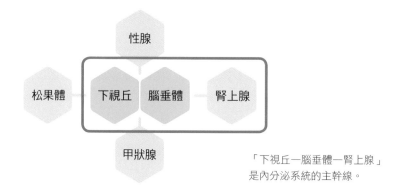

「下視丘—腦垂體—腎上腺」
是內分泌系統的主幹線。

　　內分泌系統這條幹線一失衡，甲狀腺機能就可能減退，新陳代謝因此而慢下來。排泄速度是隨著新陳代謝走的，新陳代謝一慢下來，排泄就跟著慢。這樣的孩子，體重也容易上升。

● 緊張焦慮

　　我們的腸神經製造許多神經傳導素，所以人的情緒能直接影響腸道。人一緊張，腸蠕動就改變，很容易便祕或拉肚子[242]。孩子年紀小，生活安排常不在自己的掌控當中，緊張時不見得懂得表達自己的感覺，就會反映在排泄上。一旦緊張焦慮卻講不出來，就拉肚子或便祕。

● 活動不足

　　想要腸道蠕動，就一定要動。如果孩子不愛動，腸子就跟著不愛動，很容易

就便祕。

　　另外，大便是不是能順利排出來，大大受到骨盆底肌肉的影響。

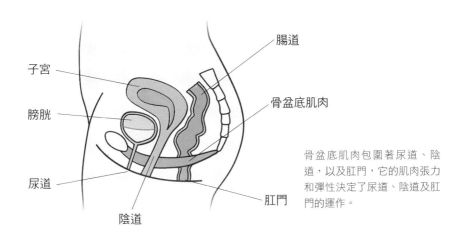

骨盆底肌肉包圍著尿道、陰道，以及肛門，它的肌肉張力和彈性決定了尿道、陰道及肛門的運作。

（圖中標示：子宮、膀胱、尿道、陰道、腸道、骨盆底肌肉、肛門）

　　骨盆底肌肉由很多不同的肌肉組成，它們的集合體圍繞著尿道、陰道以及肛門。這塊肌肉的張力和彈性，影響著我們是不是能有效的掌控它；如果我們無法掌控，就可能尿失禁，或是想尿卻尿不出來。骨盆底肌肉的張力和彈性同時也決定了我們會不會大便失禁，或者解大便很困難而造成便祕[243]。

　　骨盆底肌肉的張力與彈性，大大受到了我們活動量的影響[244]。所以，活動量不足的孩子，很可能會因為骨盆底肌肉張力與彈性不足，對於大小便的掌控能力變弱，導致尿失禁或尿不出來，或者大便失禁或便祕。

● 常憋大便

　　很多孩子經歷過便祕的痛苦，很害怕大便出不來時那種割屁股的感覺。當他們有便意時，可能更容易憋著不去大便；大便滯留在大腸裡，水分愈來愈少，大便愈來愈硬，最後孩子的噩夢成真。

　　或者他們怕公廁髒，忍著不上廁所，忍久了，大便滯留在持續回收水分的大

腸裡，等找到乾淨的廁所時，就太硬而大不出來了。

● 上廁所姿勢不對

　　在人類的演化過程中，我們都是蹲著大便的，老祖宗並沒有用過馬桶。

　　平時我們站立和坐著的時候，提肛肌像吊繩一樣吊著大腸，這樣就不會隨時隨地大便失禁。當我們在野地蹲著的時候，提肛肌能夠放鬆，讓大腸的角度比較順，大便就容易出來。十六世紀時，約翰・哈林頓爵士（Sir John Harington, 1561-1612）發明了馬桶，此後我們才開始坐著上廁所。但是，坐著上廁所沒有辦法讓提肛肌完全鬆解，使得大腸的角度不順，還是被吊著，大便就不容易出來。這就是爲什麼孩子有時蹲著大得出來，坐著卻大不出來[245]。

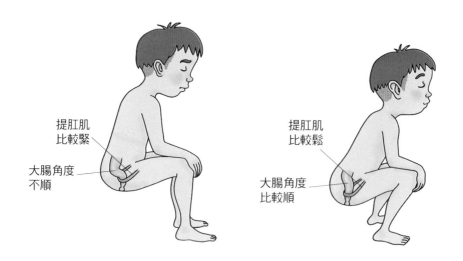

坐著大便時提肛肌比較緊，大腸角度不順，大便不太容易出來。
蹲著大便時提肛肌比較鬆，大腸角度比較順，大便容易出來。

● 藥物副作用

很多藥物的副作用都會造成便祕。如果孩子有在服用任何西藥，父母最好詳細檢查一下副作用爲何[246]。

由於無法詳列所有會造成便祕的藥物，如果孩子有便祕情形，同時正在使用藥物，務必詳查藥物副作用。

造成便祕的常見藥物	
● 退燒藥（antipyretic）	● 降血壓藥物（blood pressure-lowering drugs）
● 抗膽鹼藥物（antipyretic）	
● 抗憂鬱症藥物（antidepressants）	● 降血脂藥物（lipid-lowering drugs）
● 抗癲癇藥物（antiepileptic）	● 肌肉放鬆藥物（muscle relaxant drugs）
● 抗精神病藥物（antipsychotics）	
● 鐵劑（chalybeate）	● 抗潰瘍藥物（anti-ulcer drugs）
● 鈣錠（calcium supplement）	● 抗組織胺藥物（antihistamines）
● 避孕藥（oral contraceptive）	● 化療藥物（chemotherapy drugs）
● 中和胃酸藥物（antacid）	

● 微量發炎

如果孩子身體某個部位在微量發炎，由於身體要長期控制這個發炎，最後免疫和荷爾蒙都可能被拖垮。由於排便是神經與荷爾蒙精密複雜的交集合作才能完成，因此荷爾蒙一旦失衡，孩子就很容易便祕。

最常被忽略的微量發炎部位
● 胃炎
● 牙齒發炎
● 牙齦發炎
● 關節發炎
● 中耳炎
● 肝炎

如何遠離便祕／拉肚子？

● 養成喝水的好習慣

這裡指的是白開水，其他飲料都不能算「水」。

要讓孩子養成喝白開水的習慣，最好的辦法，就是讓他口渴時只抓得到白開水。所以，大人不要買飲料放在家裡，只提供白開水。

如果你沒有看到孩子一直去拿水喝，他可能已經沒有「口渴」的警訊了。給孩子買一個他自己挑的水壺，前期提醒他喝水，或請他設鬧鐘，每二十分鐘一次，整日小口小口喝水。一直喝到孩子不覺得白開水難喝，他的口渴警訊就回來了，不再需要提醒。

如果一開始孩子覺得白開水無法下嚥，可以在水裡放一點水果塊或檸檬片、薄荷葉，淡淡的甜味能夠幫助孩子度過最困難的時候。水果量可以慢慢減少，等口渴的警訊回來後，孩子便不會覺得水難喝了，那時，他就不會管水裡有沒有水果味了。

● 減澱粉、吃好油、纖維適量

大便會黏屁股的孩子，通常在減澱粉後，大便都能比較順利的排出。如果孩子有便祕或拉肚子的情況，父母一定要檢查自己有沒有用對油做菜（參見第 36 頁），或是觀察孩子吃的油是否足夠。

孩子每頓正餐都有青菜很重要。很多人早上趕著出門，中午又不在家裡吃，唯一吃到青菜的就只有晚餐。我們體內很多種益生菌需要纖維做主食，那就是它們的益生原。如果纖維益生菌一天只吃到一次纖維，其他益生菌卻有三餐可以吃，那這一群益生菌就會特別少也特別弱。

如果早餐太匆忙來不及準備青菜，可以用冰箱裡的發酵泡菜代替（發酵泡菜做法，參見《28 天超便利根治飲食法》）。

現代孩子都愛吃軟的東西，不愛纖維多的青菜，他們看到一大堆青菜會覺得壓力很大。我給孩子準備青菜，喜歡煮軟一點，連同湯汁（湯汁裡維他命特別多）放進比較小的盤碗中給孩子。如果青菜看起來比較少又比較軟，孩子通常接受度比較高。記得，這裡指的是大葉綠色青菜，並不是糖分高的豆類、瓜類。

如果孩子嫌青菜會苦，表示體內的菌種失衡了。可以把益生菌膠囊打開，睡前含在口中，這樣做持續到孩子不再覺得青菜很苦。記得，要注意益生菌膠囊是否有加糖，如有加糖，不要含著過夜。

除此之外，孩子最好每天都吃到好油。他們不需要喝油，只要做菜時用好油，或是吃肉，肉裡的油都是好的，這樣就可以吃到好油。如果孩子一整天外食，沒有吃到好油，早餐或晚餐時可以給孩子做燙青菜再淋上好油，或是用好油炒青菜。這樣能夠確保孩子一天裡至少吃到一次家裡的好油，同時可以吃到青菜。

如果你覺得孩子纖維吃太少，可以把一點明列子、奇亞子，或洋車前籽放進孩子的水壺裡。這些種子含有豐富的水溶性纖維，它能吸飽水分，給坐在大腸裡一直被回收水分的糞便「買」一點時間，不會那麼快就讓糞便乾硬[247]。吸飽了水分的這些種子，有點像珍珠奶茶裡的珍珠，沒有什麼特殊的味道，孩子應不難接受。記得，在行銷這樣的東西給孩子時，不要用逼的，因為你一逼，他自然就不喜歡了。你想要他買單，就要有一套吸引人的說法。

● 換成羊奶、減少奶製品攝取、服用酵素

我們常一聽到什麼食物健康，就拚命的吃，卻不觀察自己適不適合。早早教孩子，觀察自己吃什麼會有什麼感覺，是維護健康的好習慣。如果你發現，孩子只要一碰奶製品，就便祕或拉肚子，表示這個食物不適合他。可以找替代品，比如羊奶就比牛奶好消化。或者可以減少奶製品的攝取，這件事在亞洲並不困難，只要有心，一定做得到。孩子如果無法避免接觸奶製品，也可以在吃之前服用含有奶糖酵素和奶蛋白酵素的消化保健品（參見第 81 頁）。

● 增加活動量

孩子多活動，全身肌肉成長才會健全，包含了骨盆底肌肉和提肛肌。所以給孩子養成習慣，每天都能在太陽下活動、玩耍，或至少走路。

切記，肌肉要運作正常，必須要有足量的維他命 D。而最好取得維他命 D 的方法，就是晒太陽。

如果孩子願意，也可以教他凱格爾氏運動（Kegel exercise）。

讓孩子收縮屁股假裝憋屁或憋尿，不讓屁或尿出來，告訴他，那個收縮的肌肉就是骨盆底肌肉。可以每日讓孩子在站立洗澡時做這個運動。

健康 TIPS

凱格爾氏運動

1. 收縮骨盆底肌肉，從一數到三，然後放鬆。
2. 以上重複五至十次。

● 補充幫助消化的保健品

如果孩子消化不良，胃口不好，吃得不多，可以嘗試服用幫助消化的保健品。這類保健品，從每餐一粒開始，跳餐時不吃。之後如果孩子沒有不良反應，可以每餐劑量往上加，加到大便放屁不臭時，那就是他需要的劑量。

如果孩子抱怨吃這類保健品有胃灼熱的感覺，或是吃了卻拉肚子，那就是過量了。這時便可以開始減量。

當孩子消化變好了，營養吸收增加，便更有原料製造消化液，常常變成正向循環，對於幫助消化的保健品需求，便會愈來愈少了。

● 補充幫助排便的保健品

由於大便過程有著複雜的荷爾蒙和神經系統合作流程，所以有時孩子便祕，不見得是消化不良造成的。這時也可以補充幫助排便的保健品。

● 教孩子表達情緒

我們的情緒如果不被自己接納、不講出來，就像毒排不出去一樣，一定轉進體內造成傷害。所以，孩子有感覺和情緒時，最好能講出來，而這個「講出來」是學習而來的技能。早早教孩子如何有效表達情緒，往後，這個技能可以為他解除許多健康問題（參見《情緒界線：孩子人生必備的競爭力》）。

● 給孩子準備工具清潔公廁

可以給孩子帶一小罐噴式酒精在身上，或者，為孩子準備馬桶坐墊紙隨身帶著。這類產品有單片裝，或者也可以帶著孩子分裝。教孩子如何用酒精噴馬桶蓋，再用衛生紙擦乾淨。孩子有工具能清潔自己上廁所的環境，比較不會排斥在外面上廁所。

● 準備如廁墊腳凳

現在家家戶戶都有馬桶，很難蹲著大便。父母可以上網查，準備如廁墊腳凳，形成自然的蹲姿，有利於提肛肌放鬆，大便時的大腸角度能夠比較順。

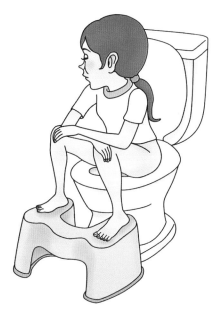

如廁墊腳凳這個工具讓人使用馬桶時，模擬蹲姿，矯正了大腸的角度，讓大便能夠比較順暢。

● 檢查藥物副作用、檢查孩子哪裡在微量發炎

如果以上問題都排除了，孩子卻還是常便祕或拉肚子，那就一定要檢查孩子正在吃的藥物，副作用到底是什麼？除此之外，還可以檢查一下，以下部位有沒有在發炎：

▶ 胃炎

由於現在孩子常因生活緊張導致胃酸不足，胃的環境不夠酸，幽門桿菌就會從腸道搬到幽門處破壞幽門。幽門一發炎，孩子吃東西就會不舒服，但他們不見得講得出來，可能只是看起來沒有胃口。

一般來說，糞便檢測幽門桿菌比碳 13 呼氣檢測要準。我的病患中，常常呼氣檢測幽門桿菌沒有顯示感染，但是糞便中卻顯示出來。

▶ 牙齒發炎

蛀牙能導致發炎，請牙醫檢查。

▶ 牙齦發炎

牙齦發炎的孩子在刷牙時可能會出血，可以請牙醫教孩子怎麼看，或請牙醫檢查。

▶ 關節發炎

孩子如果吃得不對（糖太多、肉太少），當運動受傷、扭傷時，常常一發炎就消不下去。如果有關節發炎，那就要檢視平常吃得對不對。

▶ 中耳炎

菌種失衡的孩子，很容易就得中耳炎。如果孩子菌種失衡，要檢視一下問題

出在哪裡（參見第 78 頁）。

▶ 肝炎

肝炎大部分沒有症狀，免疫力過低的人，很容易感染肝炎。所以，如果一切可能性都排除了，孩子仍然便祕或拉肚子，也可以去檢查一下肝臟。

● 心理建設

許多孩子因為常便祕，硬大便割屁股很痛苦，出現心理陰影了。一發現自己想大便，有時都會嚇得哭出來。這樣的孩子很容易憋大便，所以一開始必須重建他們大便的信心。可以先給他們補充幫助排便類的保健品，讓大便鬆軟一些，等大便比較容易出來時，提醒他這個排便的感覺。

排便不痛苦，且能一次排乾淨，應該會有很好的感覺。讓孩子記憶這種美好的感覺，有助於以後期盼大便的到來，而不是感到害怕。

27｜腸躁症／潰瘍性結腸炎（隆氏症）／乳糜瀉

　　腸躁症／潰瘍性結腸炎（隆氏症）／乳糜瀉這幾種病是由輕微到嚴重、不同程度的腸道發炎。從下圖可以看到，嚴重的不但紅腫，而且出現潰瘍和破損。

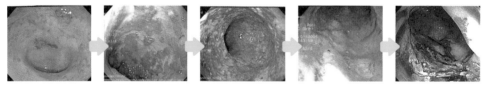

由輕微到嚴重，不同程度的腸發炎（資料來源：https://reurl.cc/Mp6l3、https://reurl.cc/2QmaO、https://reurl.cc/LnM2y、https://reurl.cc/qYNaN、https://reurl.cc/Om4Qr）。

　　腸道發炎共同的症狀，便是排泄異常，像是便祕、拉肚子、肚子痛、大便裡有血。腸道位於體內，會出現這麼嚴重的傷，如果不是受到外力，必定是被我們吃進去的東西所傷害的。要不就是飲食組合不對（偏食、挑食），要不就是消化不良（可能從喝奶粉泡的奶就開始了），要不就是長期使用會傷腸道或腸菌的藥物，就這樣從輕微發炎，到嚴重發炎。

　　發炎久了就腸漏，一腸漏就可能出現各種各樣的食物過敏，像是花生／堅

果、海鮮、麩質等。接下來，免疫系統就要疲倦，免疫系統一疲倦就可能出現亢進，接著就可能產生自體免疫系統問題。

　　所以，不同程度的腸發炎是有進程關係的，可能是從輕微腸漏，到腸躁症，到潰瘍性結腸炎，再到自體免疫問題的乳糜瀉[248]。

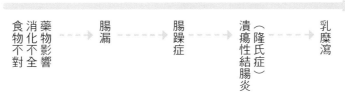

腸發炎是一個進程，這些病症位於一個譜系上。
一切是從消化不良或藥物影響消化開始，再來是因為腸發炎而腸漏，接著是腸躁症，
而後是潰瘍性結腸炎。最後發炎久了，形成自體免疫問題，那就是乳糜瀉了。

　　兒童出現嚴重的腸發炎，通常是從母親生產時就已種下不良因子。孩子如果是剖腹產，便沒機會通過母親的產道，得到全面的腸菌；或者孩子很早就接觸了抗生素，而影響腸菌的生態。之後，孩子的消化，很可能在食用配方奶時就已受傷，因為配方奶是用牛奶加工製成的，嬰兒喝了很難消化，所以喝配方奶的孩子，很容易脹氣或便祕（參見《瘦孕、順產、讓寶寶吃贏在起跑點》）。

如何遠離腸躁症／潰瘍性結腸炎（隆氏症）／乳糜瀉？

● 不要胡亂限制孩子的飲食

　　孩子腸道一發炎就腸漏，一旦腸漏就對食物過敏。而父母只要知道孩子食物過敏，最常做的就是大規模食物限制。這種限制的結果，通常跟挑食和偏食的結果是一樣的，那就是飲食不夠全面，只有很少的食物選擇；極端且偏頗的營養，

造成了消化道健康更大的負擔。

限制食物種類卻不處理消化問題，腸漏依舊，最後，連本來沒有過敏的食物，也會變得不能吃，那時就只能限制得更多了。孩子腸漏多是長期消化不完全造成的，所以要處理腸漏，並不是限制他們這個不能吃那個不能吃，而是要確保孩子能把食物消化完全（參見以下方法）。

● 選擇原形食物

食品類產品都是跟著潮流走的，比如無麩質產品。

很多家長以為孩子過敏，那給無麩質產品就比較健康。所以不給吃麵，就給吃米果，問題是，這些都是加工食品。加工食品對孩子腸道痊癒沒有好處，真正有全面營養的食物，是原形食物。所以，如果孩子消化道已經出問題了，就更要避免加工食品，選擇原形食物。

● 飲食組合正確

如果飲食不均衡，缺這少那，或是某一種食物過量，腸菌生態就會跟著失衡。因此，採用根治飲食，飲食組合正確，是非常重要的。均衡的飲食，各種食物輪著吃，才可能讓腸菌生態平衡，沒有誰家多誰家少。腸菌生態平衡，腸的免疫系統才可能正常運作，腸道才不易發炎。

● 多燉煮食物

以往我建議的消化道痊癒飲食（參見《瘦孕、順產、讓寶寶吃贏在起跑點》），是由坎貝爾─麥克布萊德醫師（Natasha Campbell-McBride）設計的。近幾年我對腸道發炎研究得更深入，也理解了消化道痊癒飲食背後的原理。消化道痊癒飲食是以骨頭湯為基礎；骨頭湯能將所有食物初步水解，也就是以燉煮方式，先將食物分解得比較小。如此一來，對消化系統的負擔就比較小。在食物接

觸到腸道時，如果「食物」已經完全分解為「營養」，就不會有身體不認得的分子由腸漏跑進血液裡，引發免疫系統攻擊。

如果沒辦法執行消化道痊癒飲食，卻想要讓腸道痊癒，很重要的工作便是在烹調時用燉煮的方法，把食物初步水解。但是切記，這並不表示粥是好食物。要做碗像樣的粥，澱粉量一定大於肉和青菜，整個飲食組合都亂掉了。這裡的燉煮是指肉類的燉煮；因為大部分有消化問題的人，最不能消化的就是肉類。

● 支援孩子的消化和排泄

父母要特別注意孩子的排泄，常常便祕和拉肚子，是不正常的；孩子吃完東西就脹氣或肚子痛，也是不正常的。如果孩子有消化和排泄問題，要及早正視，否則孩子進入成年時，可能會形成嚴重腸漏或潰瘍性結腸炎，或是乳糜瀉。

孩子拉肚子或便祕看似小問題，其實是大問題。這時可以考慮給孩子補充幫助消化的保健品。從一餐一粒起，一直增加到大便放屁不臭為止。如果孩子有潰瘍，切記消化類保健品最好緊跟著餐後食用。先有食物進去再吃消化保健品，才不會在潰瘍處引發疼痛。

28｜不睡或睡不好/夢遊/噩夢/盜汗

在我是照片中的體重時，我的大女兒兩三歲，飲食跟我是一樣的。我們常常在飯前共享一包巧克力餅乾。後來我媽媽得了糖尿病，我就不讓女兒吃甜的，把巧克力餅乾換成洋芋片。我想，吃鹹的就沒問題了。那時女兒晚餐從不喝水，只喝養樂多，我想，養樂多好，可以喝到益生菌。晚餐後一兩個小時，我們還要餵她一大盆水果，因為我認為水果很營養，小孩應該多吃。

那時，女兒有睡眠問題。愈晚她精神愈好，睡不著，我和她爸常常先睡著了，她還沒睡。但是睡到了一半，她就要起來鬧。我們這

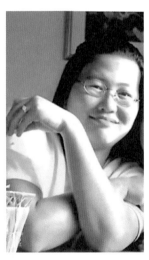

作者賴宇凡體重的高峰時期（作者提供）。

樣的飲食，一直持續到她四年級。那時，女兒的失眠更嚴重了，常整夜睡不著，急得哭出來，因為馬上就要起床上學了。我和先生見女兒每夜恐懼睡覺，日日被失眠折磨，真是不知所措。

　　現在回頭看，每晚女兒從餐前點心到飯後水果的糖量，只能用嚇人形容。巧克力餅乾是糖、洋芋片是糖、白飯是糖、養樂多是糖、水果又是糖。她身體裡有那麼糖，糖是主要能量，能量太充足了，身體無法休息，難怪夜裡無法入睡。

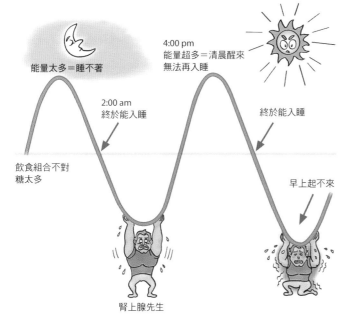

能量太多＝睡不著

4:00 pm
能量超多＝清晨醒來
無法再入睡

2:00 am
終於能入睡

終於能入睡

飲食組合不對
糖太多

早上起不來

腎上腺先生

女兒晚餐吃了一大堆糖，到半夜血糖正高，所以很 high。到了兩點差不多糖掉到了平衡線，終於可以睡著了。但由於之前糖上升得很快，所以現在掉得一樣快，還沒天亮，血糖就掉到了谷底，這時腎上腺便分泌皮質醇，把血糖快速提起來。血糖＝能量，現在能量太多了，人就醒來睡不著了。

　　等到女兒的血糖終於降到平衡線附近，能量沒那麼多，終於入睡了。但是，由於她前一餐吃的東西有太多糖，所以現在血糖不是慢慢掉下來，而是急急往下墜。當血糖太低時，腎上腺就緊急分泌皮質醇，快速把血糖提起來。

　　血糖又開始快速飆高，等血糖升到了平衡線之上，由於血糖＝能量，清晨四點女兒便因能量過多而驚醒。而且因為能量過多，沒辦法再入睡，要再鬧個一小時，血糖再次降下來才能入睡（飲食對睡眠的影響，參見《根治飲食帶你遠離慢性病》）。最後，真正該起床的時間卻起不來了。

　　所以，孩子會有睡眠問題，大都是因為晚餐吃得不夠均衡，肉和油不足，糖

卻太多。畢竟，皮質醇一多，人就別想好好休息。這就是爲什麼容易失眠的人，皮質醇量比一般人高，尤其是在夜裡該睡覺的時間[249]。

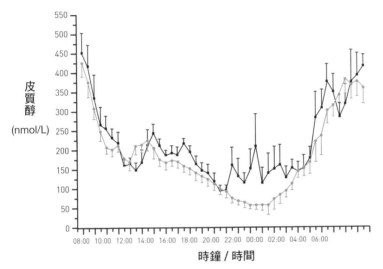

黑色曲線是失眠的人二十四小時內的皮質醇量，紅色曲線是正常人於二十四小時內的皮質醇量（對照組）[250]。

皮質醇除了會把人從睡夢中叫醒，皮質醇量一多，就容易出現噩夢、夢遊[251][252]，或者盜汗。半夜會盜汗，就跟平時血糖重重掉下來會冒汗手抖的情況一樣。所以，要減少這類睡眠問題，最根本的方法便是改變孩子的飲食，晚餐特別要注重均衡。

除了飲食不均衡外，另一個我最常看到也最常被忽略的兒童睡眠問題主因，就是汽水和含咖啡因飲料喝太多。

市面上含咖啡因的飲料很多，像罐裝綠茶、罐裝咖啡、可樂汽水、能量飲料如紅牛等。孩子如果怕胖而選擇含代糖的飲料（標榜可以減肥），問題就更大了（能量飲料裡也常使用代糖）。

代糖阿斯巴甜進入體內後就成了天多氨酸（aspartic acid）、甲醇、苯丙氨

酸（phenylalanine）。天冬氨酸就是谷氨酸（glutamate）的前身。谷氨酸是刺激型的神經傳導素，它的量一過多，整個睡眠過程裡的神經傳導素組合就要失衡。神經傳導素一失衡，孩子就睡不著、睡不好。孩子因為晚上睡不好，白天就起不來，要不就是沒精神[253][254]。

另外，很多孩子睡不夠，並不是因為睡不好，而是因為睡覺習慣不好。睡覺習慣不好的孩子會一直拖，撐著不睡，繼續寫功課、玩電動，或看電視。孩子若撐著不睡都是腎上腺撐著，這樣的孩子即使吃得很好，時間久了，腎上腺也會因為疲倦而失衡。腎上腺一失衡，內分泌系統就要紊亂，那時，孩子就可能會連想睡都睡不著，形成真正的失眠。

如何遠離睡不好／夢遊／噩夢／盜汗？

● 根治飲食，尤其是晚餐

由於孩子通常不是嚴重的內分泌系統失調才出現睡眠問題，想要調整孩子的睡眠問題，通常只需要把飲食調整到均衡即可。由於晚餐離睡覺時間最近，有睡眠問題的孩子，晚餐就要吃得特別均衡。

睡眠品質對整體健康影響極大，因此不建議甜點放在晚餐吃，而建議中午吃。晚餐後也要注意水果不要過量。

● 減代糖飲料

教育孩子哪些飲料有代糖，讓他們知道代糖對身體的影響。請孩子減代糖飲料，一開始可用有天然糖分的飲料代替，然後把喝飲料的時間往前移動，盡量下午三點後不再碰飲料。

接著，用加了切塊水果的白開水代替飲料，最後再把加在水裡的水果移除，逐步建立孩子喝水的好習慣。

● 建立良好睡眠習慣

青少年和他們的朋友大部分都習慣很晚睡，要不停留在手機上，要不在電腦上，要不在電視機前。孩子都是成批的在夜裡活動，為了社交，常撐著不睡，只希望有時間跟同伴交流。

父母要注意，孩子小的時候，不要在孩子睡覺時留 3C 產品在房間裡。如果孩子已經大了，因為 3C 產品而無法好好睡覺，那就必須在睡覺時間把這些東西沒收，一直到孩子養成習慣為止。先訂規則，接著警告，如果都無效就沒收。孩子一定會鬧、會生氣。如何管理孩子的行為，參見《情緒界線：孩子人生必備的競爭力》。

● 補充支援腎上腺的保健品

如果調整飲食後孩子還是無法克服睡眠問題，通常都跟腎上腺疲倦有關。這時可以補充支援腎上腺的保健品。

29｜青春痘 / 頭皮屑 / 頭油

青春痘 / 頭皮屑 / 頭油的根源問題，都是皮脂腺分泌過量油脂造成的。

皮脂腺聚集最多的地方是臉、頭皮、上胸部及背部；手掌、腳掌沒有皮脂腺，這就是手腳那麼容易乾燥的原因。皮脂腺分泌的油脂，滋潤我們的皮膚和頭髮，也讓皮膚和頭髮防水。天熱流汗時，油脂的分泌能為我們保水，避免脫水。天氣冷的時候，油脂的分泌則能為我們保溫。

當頭皮油脂分泌過量時，吃油的馬拉色菌便會繁殖過量；一旦繁殖過量，它的代謝物也就過量，這時頭皮就會發炎，頭皮會癢，還會生屑[255]。

左：正常的皮膚毛孔，油脂分泌不多也不少，因此沒有堵塞。

中：青春痘的皮膚毛孔油脂分泌過量，如果毛孔是不開放的，油脂通常保持白色，擠出來就是白色的。

右：如果皮膚油脂分泌過量，而且毛孔是開放的，油脂通常是黑色的，這便是黑頭粉刺。

（資料來源：https://reurl.cc/GNXyD）

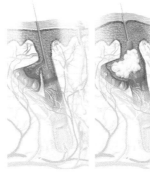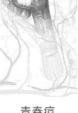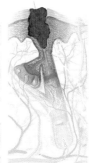

正常　　　青春痘　　　黑頭粉刺

當皮膚上的皮脂腺分泌油脂過量時，一堵塞，就會出現青春痘。一般青春痘是包在皮膚下的，因此擠出來的油脂便是白色的。如果過量堵塞的油脂是開放性的，就會變黑，形成黑頭粉刺。

不管堵塞的油脂是否開放，由於油脂營養很豐富，很容易吸引細菌，細菌一繁殖，青春痘就很容易感染細菌發炎，變得很紅很腫。

為什麼皮脂腺會分泌過量油脂呢？刺激油脂分泌的荷爾蒙是男性荷爾蒙。男性荷爾蒙是讓男生和女生生殖器官能順利成熟的荷爾蒙，所以青春期的男生和女生，男性荷爾蒙的分泌都會比較旺盛，這就是為什麼青春痘在青春期如此普遍。

除此之外，由於男生和女生的腎上腺也都分泌男性荷爾蒙[256]，所以如果腎上腺失衡，皮脂腺的油脂分泌量也可能因此失衡。

這就是為什麼當孩子吃太多糖，或是熬夜晚睡，或是大考前後，那麼容易就冒得滿臉都是痘。

腎上腺失衡最主要的原因
● 糖過量[257]
● 睡不夠
● 壓力大
● 過敏
● 刺激物攝取過量，如含咖啡因飲料、巧克力

除此之外，喝牛奶、吃奶製品也很容易引發青春痘，主因是牛奶中親水的血漿蛋白質能夠增加類胰島素生長因子。類胰島素生長因子能刺激男性荷爾蒙分泌，所以仔細觀察就會發現，孩子奶一喝多，皮膚就不好[258]。

如何遠離青春痘 / 頭皮屑 / 頭油？

● 減糖、減奶、早睡

青春期的孩子通常都很注重形象。如果只是要求他們減糖、早睡，他們不見得願意；但要是讓孩子知道減糖、減奶、早睡能減少青春痘，通常都願意配合。

● 減壓

現代孩子的壓力不比大人少，大人常覺得孩子不愁吃不愁穿的，只要把書念好，有什麼好煩惱的？

其實，孩子生活的世界常比大人要寬廣，他們在網路上有社交要照顧，在現實生活裡也有社交要照顧。青春期的孩子不只正在學習書本裡的知識，也在學習如何與他人相處。而人際相處的壓力，不亞於課業的壓力，加總在一起，孩子的壓力常常是很大的。但是，大人卻常常覺得孩子的壓力因為跟賺錢無關，不可能是真實的。事實上，壓力是種警訊，若是被忽略，孩子就錯過了學習的機會。

下次孩子有壓力時，不要藐視他們的壓力，而要帶著孩子正視壓力，然後教育孩子，如何修改生活或是態度，增加他的技能，讓他能夠改變自己的環境，用來解除壓力。這樣，才是正確使用壓力的方法。

● 正視過敏問題

孩子如果長期過敏，最好找到根源，根治過敏問題（參見第 72 頁）。

● 減少咖啡、茶、可樂、能量飲料以及菸

孩子成天手裡拿的不是白開水，而是這些含有刺激物的東西：罐裝茶、罐裝咖啡、珍珠奶茶、可樂、能量飲料。除此之外，因為菸草公司一向把青少年視為重點行銷對象，現在電子菸的包裝和口味，更是設計成青少年喜歡的樣式，在青少年中形成流行，因此，現在青少年的吸菸人口其實不少。這些東西都含有刺激物，如果長期服用能把腎上腺拖垮，腎上腺一垮，內分泌系統一亂，就很容易長青春痘。

父母可以用資訊式的方式教育孩子，讓他們知道刺激物與青春痘的關聯，讓重視形象的青春期孩子理解這些物質對皮膚的影響。

特別要提醒，治療過動症的藥物本身多含刺激物，青少年如果有在服用這類

藥物，青春痘症狀很可能會加重[259]。

● 使用天然清潔產品洗臉

青春痘裡頭油脂豐富，油脂很營養，容易吸引細菌；細菌一滋生，就容易發炎。所以照顧青春痘，清潔是很重要的。但大部分市售清潔產品，酒精和化學成分含量都很高。這些物質不只殺壞菌，同時也會殺好菌，若長期使用會打亂皮膚上的菌種，造成菌種失衡。益生菌是免疫系統中不可或缺的一員，如果被打亂了，就等於皮膚上的免疫力下降，容易引起發炎。所以在清潔皮膚時，最好選用完全天然的產品。

● 補充支援排毒淨化的保健品

荷爾蒙作用完畢後，會先到肝臟分解再排出。如果肝臟堵塞，荷爾蒙排不出去，留在身體裡的荷爾蒙量就可能過高。本來，刺激皮脂腺分泌的荷爾蒙，作用完畢後從肝臟分解排出，就沒事了；但如果肝臟堵塞使得荷爾蒙排不出去，這些荷爾蒙就可能回頭繼續刺激皮脂腺，造成油脂分泌過量。青春期的荷爾蒙生產量是高峰期，因此肝臟排出荷爾蒙的速度常常不夠快，這個時期如果有青春痘的情況，可以補充支援排毒淨化的保健品。

排毒淨化的保健品可以隨餐一粒，一直到症狀消失為止。

● 確保排便順暢

性荷爾蒙的始祖原料是膽固醇，而膽固醇是油脂類，所以性荷爾蒙由肝臟分解過後，很大一部分是油溶性廢物，這些油溶性廢物從肝隨膽汁送到膽，再由大便排出體外；如果孩子便祕，用完的性荷爾蒙排不出去，就很可能引發滿臉的青春痘。所以，要解除青春痘危機，確保排便順暢很重要（改善便祕的方法，參見第 224 頁）。也可以讓孩子補充促進排便的保健品。

30｜結膜炎／砂眼

　　全身上下維他命 C 含量最高的地方，除了腎上腺外就是眼睛，因為眼睛時時刻刻接觸氧氣，最需要抗氧化物質，也最需要免疫系統保衛它，而維他命 C 是重要的抗氧化物質。當免疫力一下降，眼睛最外面和眼瞼就容易感染發炎，這就是結膜炎。

　　結膜炎最常發生在感冒和免疫力下降時。當身體的免疫力下降，體內的病毒或是外來的病毒都可能入侵，而眼睛就是一個一直開著的入口。

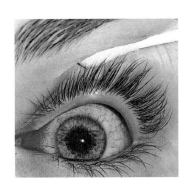

用棉花棒撐開眼皮的結膜炎眼睛（資料來源：https://reurl.cc/VW8e5）。

　　跟一般感冒一樣，當病毒入侵免疫系統被發現了，就要先發炎。發炎後血管擴張，眼睛裡本來細小的血管才能放大，原本的「羊腸小道」現在變成了「高速

公路」，能將免疫軍隊大量且快速的送到感染的地方。由於組織胺在這時參與了讓免疫細胞擠出血管的工作，因此，結膜炎常會讓眼睛感到很癢。

跟感冒時有痰一樣，當免疫軍隊開始殺敵，眼屎就會增加，因為死去的免疫軍隊和病菌必須排出去，可以說，眼屎就是「眼睛的痰」。有時早上起床時，眼睛可能會被眼屎黏住、打不開，那就跟感冒後期痰很多一樣。如果免疫軍隊打勝仗，就開始消炎，血管不再擴張，眼睛就不紅了。因此，一般來說，病毒性結膜炎就跟感冒一樣，能自行痊癒[260]。

如果結膜炎是病毒引發的，使用抗生素是沒有用的；抗生素不能殺病毒，只能殺細菌。這時，有些醫生會開含類固醇的眼藥水，它的作用是收縮血管，血管一收縮不發炎了，看起來好像好了。但這也表示「高速公路」變窄了，免疫軍隊沒有辦法趕到患處處理病毒，症狀是減輕了，但病根不知好了沒。

如果孩子沒有結膜炎病史，起床時眼屎很多，眼瞼打不開，而且「沒有」眼睛癢，那很可能是細菌感染引發的結膜炎。通常是使用外擦的抗生素藥膏治療。

但如果孩子是因為過敏而眼睛發紅，那並不是感染，卻可能因為過敏紅腫、血管擴張而受到病菌感染，形成過敏性結膜炎（認識過敏，參見第 72 頁）。

還有一種顆粒性結膜炎（granular conjunctivitis），俗稱砂眼，是感染了砂眼披衣菌，翻開眼瞼有一粒粒像沙子一樣粗糙的東西。孩子常常在游泳時感染。

這類結膜炎是細菌感染，因此醫生多是使用抗生素（黴素類）藥膏外用治療。這類抗生素藥膏直接用於眼睛上，對身體其他地方的菌種影響很小很小，是很好的治療選擇。確判砂眼後最好盡速藥物治療，否則一個單純的感染，可能會因為磨損了角膜（眼睛最外那層）而造成嚴重的病症。

如果結膜炎是衣原體（chlamydia）或是淋病（gonorrhea）這類性病感染，則必須用藥。

孩子的結膜炎到底是哪一種，最好請醫師診判。

結膜炎如何護理？

● 早睡

免疫軍隊要打仗，最需要的就是能量。當我們該睡卻醒著不睡時，能量就會下降。免疫軍隊能量不夠，就會有氣無力，打不贏這場仗。

● 減糖

如果孩子飲食組合錯誤（糖太多、肉太少），血糖上升很快，就會以同等速度狂掉。血糖掉很低時，就等於能量很低，因為血糖就是身體的主要能量。當能量一低，免疫大軍等於斷了糧草；沒了能量，也就沒有力氣打仗。

● 注意孩子手的清潔

病毒型結膜炎眼睛會很癢，孩子可能會一直揉眼睛。平時不乾不淨沒問題，但發炎時，眼睛的血管是擴張的，讓免疫軍隊容易擠出血管到達患處，但外來的東西也容易進入。結膜炎期間，最好注意孩子手的清潔。

有些結膜炎是會傳染的，所以跟孩子接觸的人，在這個時期也應常洗手。

● 補充支援免疫的保健品

不管是病毒型還是細菌型的結膜炎，都是免疫系統在打仗，這時支援免疫是很好的時機。

結膜炎時期，提升免疫類保健品可以二～四小時服用一次，一直到症狀開始好轉，比如眼屎變少了、比較不癢了、眼睛沒那麼紅了，這時可以改成六～十二小時一次。等眼睛好了，就可以停用保健品。

31 │ 過動症

　　過動兒讓父母傷腦筋，因為他們無法掌控自己的衝動，容易感到挫折而生氣，沒有耐心等待，也無法集中注意力。過動兒無法管好自己的嘴巴和身體，常跟別人起言語和肢體衝突，容易粗心犯錯、掉東掉西。這樣的孩子，在學校裡也讓老師傷腦筋，因為他們無法好好坐著聽課，總是動來動去發出噪音，也可能干擾到別人的活動。

　　美國疾病管制與預防中心估算，在美國，每十個孩子裡就有一個是過動兒。以往我在學校當心理諮商師時，研究大多把過動症指向基因遺傳[261]。但是，這一代兒童跟上一代比起來，過動兒足足增加了 500%，哪一個基因能有如此快速的突變？

　　新的研究，終於把焦點集中在飲食上，那就是過動兒普遍糖攝取過量。我在學校工作最大的感悟就是，在學校裡最容易取得的毒品不是大麻，不是古柯鹼，不是酒精，甚至不是香菸，而是糖[262]。

　　從學校的營養午餐開始，糖量就已經可怕得不得了；如果遇上「蔬果日」，整餐糖量肯定爆表。另外，孩子做對什麼事，老師的獎勵常常是糖果。小朋友生日，家長招待同學享用的食物幾乎全是糖。如果孩子出門前吃的早餐都是玉米麥片、水果、麵包這些高糖食物，等於孩子一整天的血糖都是處於震盪情況。

　　每次孩子吃到糖，腦部都會釋出多巴胺，就跟使用安非他命的反應一模一樣[263]。為什麼我們吃到糖會釋出多巴胺呢？多巴胺是我們腦部獎勵路徑的中心，也就是說，我們做一件事情如果是安全的，腦部就會釋出多巴胺，人就會感到很美好。為了再次體驗那個美好的記憶，我們就想再去做一次同樣的事情。所以多巴胺一釋出，就是一種獎勵。

　　古早時期沒有超市，人只能靠舌頭去嚐什麼食物有毒，什麼食物安全可食。在自然界，所有有甜味的東西大多無毒。又由於能量對我們的生存很重要，而血糖就是我們的主要能量來源，因此在血糖高升時，多巴胺便會大量釋出[264]。這就是為什麼，我們只要一吃到有糖的東西就會釋出多巴胺，因為身體要你下次再去吃它。

　　在演化過程中，身體萬萬沒有想到，有一天我們的食物會有如此集中的糖分，在一天裡會吃到那麼多有糖的東西。所以，糖比安非他命更容易上癮，因為糖在文化裡比毒品的形象要好得多。這就是為什麼，有糖癮的孩子鬧起來，就跟有毒癮的人吵著要毒沒有兩樣。

　　如果孩子整日吃到的東西都是高糖，腦部就不斷釋出多巴胺。多巴胺過量時，便過度頻繁的刺激細胞上頭的接收器，細胞受不了，就把接收器收進來，這時，接收器反而減少了。接收器一少，多巴胺訊息無法傳達，一下子出現了多巴胺不足的症狀，這就是多巴胺阻抗。就跟胰島素阻抗一樣，多巴胺阻抗不是多巴胺不夠引發的，而是多巴胺「過量」引發的。

　　多巴胺也稱「動力分子」，它是獎勵路徑能成功運作的大將。有了多巴胺，人有動力、能專心、有效率，注意力持久。有了多巴胺，人才能夠享受樂趣。

　　所以，多巴胺一阻抗，就會出現缺乏多巴胺的症狀，人就失去了專注力，也沒有了動力和效率，失去了控制衝動的能力，這就是過動症了。

　　再加上沒有多巴胺，就無法享受到樂趣，因此只能透過風險很高的行為，才能刺激更多的多巴胺，感受才會正常，這就是為什麼過動症的人常做出一些傷害

自己或他人的行為。這些行為，可能會是想都沒想就衝到街上，或是沒辦法控制自己講話特大聲，或是買一大堆不需要的東西，或是忍不住打同學等等。

產生多巴胺阻抗時，人需要更多刺激才能感受到樂趣，所以這樣的人比較容易出現成癮問題，他們必須要靠更多的糖、酒精、藥物、賭博、性愛來感受樂趣。平淡平安的生活，無法滿足他們的需求。

那為什麼過動症的男生比女生多？主要的差別在尿酸排解的速度。

當我們糖吃過量，由於排過量的糖和尿酸是同一個管道，身體因為要優先排血糖（因為血糖不弄好，能量大亂，人會有生命危險），而把尿酸送回體內，這時尿酸量就要升高。而尿酸過量時，人便容易失去控制力，就更容易衝動[265][266]。

但是，在排尿酸這件事上，是男女有別的。由於女性荷爾蒙參與尿酸排解，而女生體內女性荷爾蒙較多，所以尿酸排解的速度比男生快，這就是為什麼吃的東西明明一樣，但是有痛風和過動症狀的男生人數卻比女生多[267]。

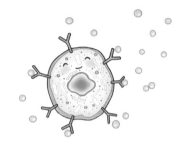

多巴胺插進細胞上的接收器，傳達訊息。

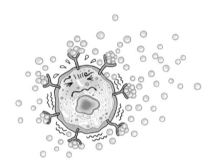

多巴胺量太多了，細胞受不了這麼大量的刺激。

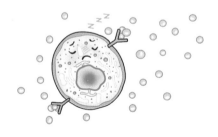

細胞把接收器收了起來，接收器減少了，不管多巴胺量有多大，細胞依舊接收不到訊息，形成了多巴胺阻抗。

健康 TIPS

過動症藥物會不會導致成癮行為？

　　過動症藥物的主要成分，是安非他命與派甲酯，這些都是中樞神經的刺激物，它們所刺激的，就是多巴胺的釋出[268]。

　　由藥物刺激增加多巴胺，能夠把已經變少的接收器暫時喚醒，所以症狀能暫時得到緩解，但是再持續刺激，細胞便會因為不耐刺激，而把接收器回收。這就是為什麼藥物刺激的結果，就是更嚴重的多巴胺阻抗；也就是為什麼服用這類藥物，一開始很有效，但過了一陣子後，就開始失效，而必須增加劑量或是換藥[269]。

　　這就跟使用安非他命的人一樣，一開始只要一點點就很 high，但往後要再有同樣的 high，卻必須加重劑量。

　　由於這類藥物並非用來導正多巴胺阻抗的根本原因——那就是多巴胺過度刺激——卻是使用藥物「增加」刺激，因此反而讓成癮行為加重。這就是為什麼，使用這類藥物的人，反而比沒有經過這類治療的人，要更容易出現酒精成癮、藥物成癮，以及尼古丁成癮的問題[270][271]。

如何遠離過動症？

● 慢慢減糖

　　由於多巴胺過量釋出是受到過量糖刺激的結果，要導正多巴胺阻抗，就必須減糖。這裡指的糖，並不只是甜點、飲料、零食裡的糖，而是包括了麵飯、水果裡的糖。

　　父母一定要自我教育哪些食物裡有糖，然後開始規劃慢慢給孩子減糖（哪些食物有糖的圖解說明，參見《【超圖解】慢卡路里讓你瘦》）。

為什麼減糖的速度要慢？那是因為如果從吃很多糖一下子變成完全不吃糖，身體和心理都會感到極度被剝奪。當我們感到被剝奪時，就會出現暴發戶心理，那就是下次再碰到時，完全無法控制，一定要吃很多很多。

除此之外，由於糖上癮就跟安非他命上癮一樣，如果減得太快，就會出現很多身體症狀。另外，如果減得太快，因為孩子會很想要，所以鬧得很厲害，使得親子關係衝突升高。

所以，給孩子減糖時手段不要太劇烈；溫和且堅定的減糖，效果最好。

● 坦誠與孩子溝通和規劃策略

過動的孩子由於無法控制衝動，常常闖禍，早已被貼上「不乖」的標籤，久而久之，孩子會把這些標籤當作自己個性的一部分。

父母可以教育孩子，飲食與他的行為有何關聯，才能夠讓孩子將自己的真實個性與飲食造成的行為分離。當我們不覺得自己就是「壞」、「懶」、「糟糕」時，才有動力去做改變。

孩子了解了自己的身體情況後，讓孩子知道減糖時期他會很難受，因為那就跟吸毒的人沒有了毒一樣。跟孩子一起規劃策略，看孩子需要家長如何協助他度過戒癮時期。讓孩子主導，他才不會覺得是被逼的，因此不至於糖癮戒了，卻生出一大堆創傷和親子關係問題。

● 慢慢減飲料、減代糖飲料

現在不是只有小孩習慣喝飲料，其實大人也是。所以孩子減糖時，大人或全家必須一起參與。像是在外吃飯時不加點飲料，或是到超市賣場買東西時，不要習慣性的搬飲料回家。過動的孩子多數不喜歡喝水，慢慢減飲料時，可以先在水裡加一點水果（不要打成汁，放切塊水果）。如果原本每天每餐都喝飲料，可以減成每天只有一餐喝飲料，其他餐喝加了水果的水，以此類推慢慢減。

等飲料都減完了，喝水習慣也建立了，這時水裡的水果塊就可以慢慢減量。等孩子覺得水好喝時，過動症狀應該也快痊癒了。

很多家長覺得飲料裡的糖不好，所以讓孩子改喝加了代糖的飲料。事實上，代糖對整個內分泌系統的傷害比糖來得更大。對過動兒來說更不能碰代糖，主要原因是，多巴胺不只血糖上升會分泌，其實只要靠甜味就可以刺激了，所以代糖、果糖的影響是一樣的。因此，最該先減的是加了阿斯巴甜代糖和加了高果糖糖漿的飲料。

特別要提醒的是，黑糖也是糖。雖然黑糖吃起來比較不甜，但它影響血糖的程度，並沒有比白砂糖來得輕。常常，由於黑糖吃起來比較不甜，我們還特別多加，反而讓血糖震盪得更厲害。

● 補充提振神經類保健品

由於糖和刺激型藥物的作用都能使神經興奮，人也因此有精神，才可能有動力、注意力集中、控制衝動。所以，在減糖和減藥時，最大的問題就是，人會因為沒有精神，而產生疲倦和焦慮，注意力容易分散，無法有效掌控衝動和脾氣。所以，過動兒減糖時可以服用提振精神類的保健品，比如啤酒酵母菌，或是支援腎上腺類保健品。這段時期可以清晨起床時吃一粒，午後三點前再吃一粒。如果是與醫師配合減藥，則可以按需要服用。

要特別注意，這類保健品能夠使神經系統興奮，因此午後三點後最好不要再服用。一開始吃，症狀減輕，表示方向正確。如果中間開始出現睡不好的情況，或是症狀反而再次出現，表示必須減劑量了。減到不需要再服用後，可以存放在冷凍庫裡，等壓力大、有症狀時再利用保健品協助帶回平衡。

切記，如果孩子飲食不均衡，吃任何保健品都無法幫助痊癒。

32 | 自閉症 / 亞斯伯格症

　　自閉症是一種腦部神經發育出問題的病症。現在美國每三十六個兒童裡，就有一個自閉兒。

　　自閉症孩子最大的症狀，便是社交有問題，不管是語言或非語言的表達，都可能出現困難。這些孩子可能會反覆做同一個動作，而且特別喜歡有規律模式的事物，比如重複的聲音、圓的東西、電腦程式。由於自閉兒喜愛規律模式，他們總要把東西依心目中的規律去排好、擺好；如果這個舉動受到阻礙，或是日常生活規律被打亂，便會發脾氣。

　　自閉兒有幾個明顯的身體症狀，像是倒著爬行，而且吃飯時只吃白飯白麵，肉和菜一概不要。除此之外，自閉兒的感知跟常人不同，他們可能對聲音、觸碰，以及光線都極度敏感。一般人能忍受的聲音、觸碰和強光，自閉兒可能都不能忍受。

自閉兒異常社交行為中最顯著的特質	
● 很少看著人的眼睛說話	● 自顧自講個不停，常常無視於旁人的反應，也不讓他人講話
● 別人叫他，回應得很遲緩	
● 很少跟他人有持久的言語交流	● 臉部表情、舉動反應跟情境常對不起來
	● 很難理解他人的觀點和看法

　　自閉症依症狀的嚴重程度，形成了一個譜系，亞斯伯格症也在這個譜系中；但亞斯伯格症患者在語言和智商上並無障礙。

自閉症譜系		
	亞斯伯格症	● 語言和智商無障礙 ● 大部分生活機能可自理
輕度 ↓ **重度**	**輕度自閉**	● 輕微語言和智商障礙 ● 大部分生活機能可自理
	中度自閉	● 某些語言和智商障礙 ● 自理某些生活機能
	嚴重自閉	● 全面生活機能有障礙

自閉症的發病成因

● 重金屬中毒

　　現代飲水和建築的規範很嚴格，所以我們因為水管和建材而接觸重金屬的機會很小。現代孩童大量接觸重金屬的機會多是來自於疫苗；大部分的疫苗裡，都含有鋁和汞。

　　鋁是疫苗的佐劑（adjuvants），這個佐劑的作用，便是引發免疫系統的反應；只有免疫被引起反應，才能認得疫苗所介紹的病菌；免疫認得了這個病菌，才能產生抗體，疫苗才有效用。

　　以往，我們一直以為鋁能夠很快被身體代謝掉，但現在研究發現，鋁不但不能被代謝，而且它對身體的影響非常持久。當免疫系統發現注射進肌肉的鋁，

想知道更多

鋁能夠對腦部造成嚴重傷害，請參見：https://reurl.cc/1pKo8

就把它當成病菌帶到了淋巴系統內，因為淋巴是身體的免疫重鎮。鋁便隨著血液流進淋巴管，再隨淋巴帶進腦部，而鋁，能嚴重損害腦神經[272][273][274][275]。

含有鋁佐劑的疫苗	活性疫苗（疫苗裡的病毒還是活的），通常沒有鋁佐劑
● 破傷風疫苗 ● A 型肝炎疫苗 ● B 型肝炎疫苗 ● 人類乳突病毒疫苗 ● 肺炎鏈球菌疫苗	● 麻疹疫苗 ● 腮腺炎 ● 德國麻疹 ● 水痘 ● 輪狀病毒

孩子在一歲半之前，透過疫苗接觸的鋁含量高達 4925 mcg[276]（參見右表）。

鋁是一種神經毒物，它能影響記憶、認知、動作、語言，破壞血腦屏障（也就是保護腦部的一面牆），以及損害神經運作[277]。

鋁中毒不只會造成自閉症，還可能導致長期疲倦、肌肉疼痛、關節疼痛、偏頭痛、失眠、癲癇、學習障礙，同時能引發自體免疫系統疾病[278]。

疫苗中除了含鋁以外，很多疫苗也都含有硫柳汞。汞是一種神經劇毒，屬於脂溶性物質，很容易就跨越血腦屏障，毒害神經[279]。硫柳汞就是疫苗的防腐劑；由於疫苗裡的病菌都是蛋白質，如果沒有防腐劑，就會腐敗。

鋁中毒的影響因素
● 是否感染其他病菌 ● 身體結構的成長是否健全（尤其是腦血屏障、神經成長） ● 健康狀況 ● 個人體質（免疫系統的反應） ● 接觸鋁的量和速度

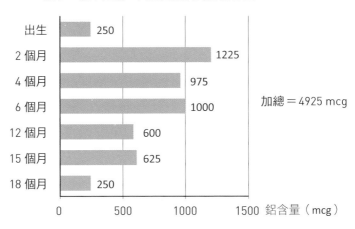

孩子一歲半之前，由疫苗接觸到的鋁含量

出生	250
2 個月	1225
4 個月	975
6 個月	1000
12 個月	600
15 個月	625
18 個月	250

加總＝4925 mcg

0   500   1000   1500 鋁含量（mcg）

孩童一歲半之前透過疫苗接觸的鋁含量（資料來源：疫苗廠商產品 DM
及美國疾病管制與預防中心 2016 年兒童疫苗接種時間表）。

● 糖加速重金屬中毒

自閉兒幾乎個個愛吃糖，沒吃到糖就像要他們的命。為了快速取得糖，光是吃白飯白麵，就把肚子填飽了。自閉兒會如此偏愛白飯白麵，很可能是因為重金屬如汞，能夠讓腸菌生態嚴重失衡，當腸菌生態嚴重失衡時，念珠菌很容易就繁殖過量。而念珠菌的主食就是糖，念珠菌在體內繁殖過量，孩子就容易嗜糖。

除此之外，念珠菌本身是一種生物吸附劑，它能夠吸附重金屬如汞[280]。當念珠菌繁殖過量時，這個人更容易因為過量吸附重金屬，而產生重金屬囤積的問題。就這樣，重金屬引發念珠菌繁殖過量[281]，而念珠菌繁殖過量又吸附重金屬，形成了惡性循環。

念珠菌的主食是糖，所以當念珠菌繁殖過量，人就會超級嗜糖，吃不到糖就不行了。孩子一旦偏食、愛吃糖，腸菌就失衡得更嚴重。這就是為什麼一般自閉兒的金屬中毒都很嚴重，而他們多半也有嚴重的腸菌生態失衡[282]。

問題是，念珠菌的代謝物乙醛[283]也是神經毒素。所以孩子吃過量的糖，有可能永久損害神經。這就形成了重金屬和乙醛的毒上加毒，腦部發展嚴重受阻。

健康 TIPS

無汞疫苗真的無汞嗎？

無汞疫苗（thimerosal free shots）的意義，有點像零卡可樂。

其實零卡可樂並非零卡，只是卡路里低於某個標準，行銷時允許宣稱零卡。無汞疫苗也並非完全無汞，只是汞含量在標準以下，所以稱作無汞。

如何遠離自閉症？

自閉症愈早治療效果愈好，因為孩子愈小，神經系統自癒能力就愈好。如果孩子已經有症狀，可以這麼做：

● 均衡飲食

均衡飲食能做到兩件事，那就是「減糖」和「平穩能量」。這兩件事對神經中毒的孩子都非常重要。因為減了糖，念珠菌的主食沒有了，就不會過量繁殖。

能量平穩對神經中毒的孩子來說特別重要。如果能量平穩，再加上營養豐富（前提是消化良好能吸收），肝臟就能時刻的結合營養，排出重金屬。否則，如果孩子糖過量，震盪了血糖，當血糖掉下來的時候，能量就不足。能量一不足，就無法排毒，毒素就累積得更嚴重。

● 支援消化

大部分自閉兒由於腸菌已失衡，所以消化不完全，便祕是常態，大便放屁都非常臭。因此，要導正這個循環，一開始補充支援消化和排便的保健品是很必要的。從每餐一粒開始慢慢增加，加到放屁大便不臭爲止。等孩子不吃消化保健品，放屁大便也不臭了，消化就恢復正常，不用再支援了。

● 破除生物膜

自閉兒的念珠菌失衡都很嚴重，而念珠菌繁殖一多，就產生生物膜保護自己，免疫軍隊或藥物都殺不死，所以單單服用益生菌沒有什麼幫助。這時，最好服用協助破膜的消化保健品。只有繁殖過量的菌外表的生物膜被破解了，免疫軍隊或益生菌才有可能幫助身體平衡菌種[284][285]。

● 螯合治療（chelation therapy）

由於自閉症的神經損害是來自於重金屬中毒，因此要痊癒，就必須把體內過量的重金屬排除。螯合治療能夠有效的把體內重金屬排除。但是，由於螯合治療會動到體內所囤積的重金屬，它要排出以前必須回到血液，所以螯合治療如果沒有處理好，很可能會造成二次中毒。在找螯合治療的單位時，一定要多打聽和評估該單位的信譽。如果該螯合治療中心沒辦法或是沒耐心用你可以聽得懂的話，解釋他們如何排除重金屬，那他們必定不適任。

市面上可以找到很多螯合保健品，但是不同組合的螯合物，可能會造成不同體質各種不同的反應。如果沒有掌握好量和組合，很可能造成體內電解質嚴重失衡，有可能造成生命危險，也有可能造成神經永久損傷。這就是爲什麼螯合中心都會先測出病人的體內指數，了解病人重金屬與電解質情況才做配方。所以強烈建議不要自行做螯合治療[286]。

健康 TIPS

保健品過量導致重金屬中毒

金屬中毒的定義裡，除了重金屬過量外，其實也包含了礦物質過量。

我在門診中測出有重金屬過量的病人，都不是因為環境裡有重金屬。他們有一個共通習慣，那就是天天吞多種維他命和礦物質。他們都是特別認真的人，天天吞這類保健品，多是十幾二十年不間斷。

但是，大量外來且集中的礦物質，能夠嚴重影響體內礦物質的平衡，而體內礦物質的量，與重金屬的去留有最直接的關聯。所以，當體內礦物質不足時，很容易就重金屬中毒；但是，當礦物質過量時，也很容易重金屬中毒[287]。

由於過量攝取保健品產生危害的相關研究愈來愈多，各國對保健品每日建議攝取量標示的要求也愈來愈嚴格。但是，保健品的管制依舊存在兩個問題：

1. 沒有考慮食物裡的攝取量

即使保健品裡的礦物質含量沒有超過標準，大家在服用時，卻沒有考慮到已經在食物裡攝取的量。由於完全沒有考慮，即使平時補充的保健品沒有超過國際標準的每日攝取量，卻也可能過量了。

比如，成人鈣的每日建議攝取量是 1000 mg，如果一個人每天都服用 1000 mg 的鈣保健品，再加上每天在食物裡吃的鈣，就過量了。

2. 未教育按需服用

在台灣，由於監管單位擔心民眾保健品服用過量，所以有每日劑量的限制，也就是說，保健品業者只可以教育消費者每天能吃多少，卻不能建議「按需求服用」。

需求不同卻服用相同劑量可能出現以下問題：

● 有需求的人天天服用，依舊可能因為劑量過於慢且少，無法協助身體回到正向循環。

比如一個感冒的人，因為感染，維他命 C 大量流失。這時只服用每日建議攝取量的維他命 C 是不足的，無法真正幫到免疫力。

● 沒有需求的人天天服用，卻可能因為維他命、礦物質過量，而把身體打到失衡的狀態。

比如一個甲狀腺健康的人，每天吃三十五粒螺旋藻，很可能因為碘過量而造成反作用，形成甲狀腺問題。

所以，保健品攝取量的規定，如果不能按個人需求來建議與輔導，就跟拿外國人的身體構造來為亞洲人製藥一樣危險。

礦物質在我們體內運作時，並不是吃多少就有多少，它的去留通常是由副甲狀腺與腎上腺這樣的腺體去調節，由它們來掌控血液裡、身體裡要保留多少礦物質。所以我不贊成體檢報告有礦物質缺乏的情況就直接補礦物質；我認為如果有礦物質失衡的情況，應先檢查消化，再支援腺體，腺體才能按身體的需求去調節礦物質。

如果一個人根本沒有礦物質失衡的現象，卻一直補充礦物質，常會補出很多肌肉、骨骼、神經的問題。

健康 TIPS

疫苗這樣打，傷害減最低

由於大家對汞的傷害愈來愈理解，因此新疫苗出現了無汞配方，但「無汞疫苗」裡面還是含有少量汞，如果孩子一次打好幾劑，加總起來量也不小。比如，打兩劑無汞疫苗如 B 型肝炎和百白破疫苗，就能接觸到 6 mcg 的汞；如果再外加一劑流感疫苗（25 mcg），那就接觸到了 6＋25 = 31 mcg 的汞[288]。

要避免孩童在接種疫苗時接觸過量的汞，可以參考以下一個痊癒自閉兒的母親所建議的疫苗品牌和接種時程[289]：

避免接觸過量汞的疫苗施打方式

施打時間	種類	品牌	汞含量
產前	流感疫苗不打		~~25 mcg~~
出生	B 型肝炎	Recombivax	0
一個月	B 型肝炎	Recombivax	0
兩個月	白百喉	Daptacel 或 Infarix	0
四個月（如果選擇五合一）	五合一疫苗（白喉、破傷風、非細胞性百日咳、B 型嗜血桿菌及不活化小兒麻痺混合疫苗）	Pedatrix	0
四個月	流感疫苗不打		~~25 mcg~~
六個月	流感疫苗不打		~~25 mcg~~
	B 型肝炎	Recombivax	0
	五合一疫苗（白喉、破傷風、非細胞性百日咳、B 型嗜血桿菌及不活化小兒麻痺混合疫苗）	Pedatrix	0

孩子施打疫苗時，一定要選在健康良好的情況下。

疫苗的作用就是把病菌打進身體，讓免疫系統跟它打照面，讓免疫系統記得這個病菌長什麼樣，下次它再進來時，很快就能抓到，這就是所謂的疫苗免疫力。所以，這個過程並不是沒有接觸病菌，只是接觸的量比較少或比較弱，這就是為什麼很多孩子打完疫苗後，還是出現生病症狀。既然如此，施打疫苗就該選在孩子最健康、免疫力最佳時才打。

如果孩子感冒了，或是有過敏症狀時，免疫力都很低，那時接觸疫苗，免疫系統就可能完全無法處理，或根本沒有力氣認得疫苗的病菌，不但無法取得疫苗免疫力，而且還可能傷身。所以一定要慎選給孩子接種疫苗的時間。

想知道更多

以下組織能給予家長全面的疫苗教育：

● 「疫苗接種安全監督組織」，請參見：https://reurl.cc/DORYj

● 「Vaccine Papers」，請參見：https://reurl.cc/7VgnD

孕婦能打疫苗嗎？寶寶要打疫苗嗎？請參見：https://reurl.cc/0kkQk

疫苗期間該怎麼吃？打了疫苗後為何發燒？請參見：https://reurl.cc/8YY7b

33｜脊椎側彎／長短腳

脊椎側彎和長短腳好發於正在成長的兒童，主因是孩子在成長時，各部位的成長速度常常是不對稱的。如果是左右不對稱，脊椎便左右側彎；如果是前後不對稱，脊椎便前後彎，看起來就像駝背[290][291]。

脊椎是支撐身體的主支架，如果它彎掉了，就會出現很多症狀。

兒童成長不對稱是很普遍的現象，但如果孩子活動量很低，再加上成長不對稱，姿勢逐漸定型，骨骼成長不對稱很可能會一直延續到成人。

脊椎彎曲常出現的症狀
● 背痛、肩痛、頸痛、腰部以下疼痛
● 胸腔或心臟疾病
● 便祕
● 月經疼痛
● 肩膀不對稱
● 頭部不在正中央
● 身體兩邊不對稱
● 一邊肋骨比另外一邊高（前傾）
● 骨盆不一樣高
● 手臂不一樣長
● 腿不一樣長
● 脊椎盤鈣化

除了正常的成長不對稱可能造成脊椎側彎和長短腳外，腎上腺疲倦也很容易出現這樣的問題[292]。因為腎上腺除了調整血糖外，也調整體內礦物質；它坐在腎臟上面，叫礦物質隨尿走，或是讓礦物質留下來。如果礦物質不平衡，骨骼成長就要出問題[293]。

　　腎上腺會疲倦的三大成因便是：壓力大、晚睡、糖吃過量，剛好是成長中孩子的生活特質。

　　飲食組合錯誤（糖太多、肉太少），血糖快速高升後又重重掉下來，這種能量嚴重不足的時刻，燒脂不足以提升血糖和能量，還需要燒蛋白質[294][295]。而我們體內最大宗的蛋白質來源，就是膠原蛋白。

　　膠原蛋白是身體結締組織的原料，好似韌帶就是一種。當膠原蛋白不足，韌帶可能就無法固定骨骼，如果是腹股溝韌帶（也叫鼠蹊韌帶）不夠力，就很可能造成脊椎側彎和長短腳了。

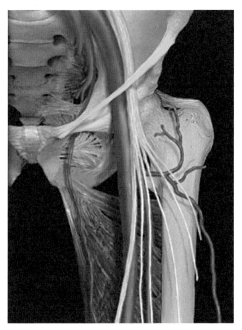

綠色部分就是腹股溝韌帶（作者：Ryan Johnson）。

如何遠離脊椎側彎／長短腳？

● 均衡飲食

　　營養均衡的飲食，可確保血糖不餐餐震盪。只要血糖保持平穩，礦物質與膠原蛋白都會充足，骨骼與韌帶才會健康。

● 注重消化

　　礦物質分解靠的是胃酸，如果孩子壓力大、吃飯趕，那麼礦物質就算吃到肚子裡也吸收不到[296][297][298][299][300][301]。

　　孩子如果有骨骼問題，先要檢視孩子的消化狀況。消化完全的食物，放屁和大便應該是無臭無味的。如果孩子消化有問題，可以服用支援消化的保健品。從

每餐一粒開始慢慢增加，加到大便放屁不臭為止。

　　孩子消化好了以後，常會因為有足夠的營養分泌消化液，這時吃支援消化的保健品，可能反而造成胃灼熱或是拉肚子，這時，消化保健品就該開始減量。

● 日晒充足

　　鈣能被身體使用，靠的是維他命 D，而我們最能使用的維他命 D 是日晒後取得的。孩子如果每天宅在家裡，很容易就日晒不足，造成礦物質失衡。應該鼓勵孩子每天出門去外面跑跳、活動一下。

● 姿勢正確

　　現代孩子最常保持的姿勢，就是坐著看電視、看電腦、滑手機，而且是鬆垮垮的癱在那裡。這樣錯誤的姿勢，很可能會讓成長不對稱更嚴重。父母最好教育孩子有關姿勢對於骨骼、胸部成長的影響，再教他們正確的姿勢。

　　市面上可以找到預防駝背的小儀器，貼在背上，一駝背就會震動。

34 | 貧血

貧血聽起來不像大病，不就是紅血球少了一點而已嗎？

其實，紅血球爲我們輸送氧氣，如果紅血球不足，我們等於缺氧。長期缺氧是很危險的，因爲神經系統只要三分鐘缺氧就開始壞死；而在缺氧的情況下，細胞只能靠發酵糖取得能量，這個環境就是癌細胞成長的溫床。

貧血除了右表所列症狀，貧血的孩子也很可能喜歡吃冰塊、紙、硬紙板、頭髮、土、石頭等沒有營養的東西，這種行爲稱爲異食癖，這樣的行爲多是缺鐵引發的。

很多人會想，既然貧血是缺鐵造成的，那補鐵就好了。

其實，貧血沒有那麼簡單。

貧血常見症狀
● 皮膚蒼白無血色
● 嘴唇泛白
● 眼瞼內側或指甲沒有血色
● 易怒
● 疲倦
● 皮膚泛黃
● 尿的顏色像可樂
● 呼吸急促
● 心跳很快
● 手或腳腫大
● 頭痛
● 頭暈

造成貧血的原因

● 缺血

如果外部創傷失血過多，自然貧血。除此

之外，經血過多也容易缺血。而我最常看到、也最常被忽略的內出血是腸、胃的潰瘍。潰瘍或腸漏會略微滲血，大便顏色可能看不出不同，但失去的血只要多於製造的血，就會形成貧血[302][303]（要根治這類問題，參見第 72、230 頁）。

● 營養不良

每秒有兩百萬個紅血球在骨髓裡生產，如此大量且快速的生產，靠的是充足的原料。造血原料除了我們所熟知的鐵之外，還需要銅、鋅、維他命及葉酸；除此之外，還需要青菜、脂肪以及蛋白質。也就是說，如果孩子每天只吃白麵白飯或垃圾食物，就可能會因為營養不良而產生貧血，因為他沒有攝取到造血所需的充足原料。

特別要提醒的是，造血的另一個重要營養素維他命 B_{12}，只能在肉、蛋、奶裡找到，所以全素飲食會嚴重缺乏維他命 B_{12}。缺乏維他命 B_{12} 容易引發惡性貧血，這就是全素飲食的孩子普遍比較蒼白的原因。

● 消化不良

那每天要攝取很多鐵才夠嗎？其實，我們的腸道只要每天吸收到 2 mg 的鐵量，就足夠補充了。由於鐵太重要了，我們的身體可以排出鎂、鈣、鋅、鉀等各種礦物質，卻演化成沒有任何排出鐵的機制[304]。

其實，造血所需的鐵遠遠大於 2 mg，但是我們造血所需的鐵，大部分都是使用回收的鐵。我們全身唯一會流失鐵的地方，只有死去的表皮或是流血的時候。可以說，身體對於鐵是有「囤積症」的。

雖然我們一天所需的鐵量很少，但是，我們能不能吃到鐵，完全要看它能不能被吸收。所以，大部分的缺鐵性貧血，其實是源自於消化問題。胃酸如果過少，鐵就很難被小腸吸收[305]。

當胃酸和消化酵素不足時，維他命 B_{12} 無法從蛋白質中分解出來，自然吸收

不到。所以消化不良是惡性貧血的最主要原因[306]。

這就是為什麼當身體有什麼不足時，在沒頭沒腦的大量補充以前，應該要先想想，是不是它沒有被消化吸收所以不足？不要忘了，如果消化不好，不管吃什麼都吸收不到。

● 腎臟受傷

腎臟跟造血有最直接的關聯，它負責偵測身體的血含氧量；如果含氧量一不足，腎臟就分泌紅細胞生成素，叫骨髓製造出紅血球。

很多孩子長期喝飲料不喝水，導致長期脫水，再加上長期高糖飲食，所以小小年紀腎臟就受傷了。腎臟一旦受傷，紅血球生成可能就不足，因此造成貧血。

● 免疫系統失調

貧血是因為紅血球不足；而紅血球不足有可能是紅血球製造得不夠，但也可能是紅血球分解得太快了。

紅血球一般的生命期是一百二十天，當它壞掉了、老了、做不了事了，免疫系統裡的巨噬細胞就會把它們吞食掉。巨噬細胞把老舊的紅血球吞掉後，就把紅血球裡的鐵回收，放回肝臟和脾臟，以便再利用。

如果免疫失調，處於亢進狀態，巨噬細胞就有可能把過多的紅血球吃掉，導致紅血球數量不足。

● 藥物造成的貧血

有相當多抗生素能夠造成貧血，主因是抗生素不只殺壞菌，也殺好菌。抗生素最大副作用便是殺掉腸道好菌。而腸道好菌不只幫助我們的消化，也協助將膽汁和膽紅素分離[307]，這個過程與造血息息相連。膽紅素被腸菌分解成糞膽色素，給了大便經典的咖啡色。這就是為什麼吃抗生素常常能改變大便的顏色。

可能造成貧血的藥物[308]	
● 抗生素（Cephalosporins） ● 抗生素（Dapsone） ● 抗生素（Levofloxacin） ● 抗生素（Nitrofurantoin） ● 帕金森氏症藥物（Levodopa） ● 高血壓藥物（Methyldopa）	● 止痛藥（Nonsteroidal anti-inflammatory drugs, NSAIDs） ● 盤尼西林（Penicillin） ● 止痛藥（Phenazopyridine / Pyridium） ● 心律不整藥物（Quinidine）

除了以上的藥物外，類固醇藥物也能夠引發貧血，因爲類固醇藥物會抑制紅血球的成熟[309]。

健康 TIPS

貧血補鐵真的有效嗎？小心愈補愈缺[310][311][312][313]

以往貧血的標準治療是補鐵，但最新研究發現，補鐵可能愈補愈缺。

我們對補鐵的看法有革命性的改變，源自於對鐵調素（hepcidin）的了解。顧名思義，鐵調素就是調節血液中鐵含量的守門員；當血液裡的鐵上升，鐵調素就分泌，抑制鐵進入血液循環。

但是，鐵調素同時對發炎非常的敏感。當身體發炎時，鐵調素也會上升，抑制血液中的鐵含量上升。所以，發炎久了也會形成貧血。問題就出在，鐵補過量了，我們必定要發炎。

為什麼呢？那是因為菌跟我們一樣需要鐵，所以腸菌一取得鐵就會繁殖過量；菌一旦繁殖過量，腸道就發炎；腸發炎久了，鐵調素就一直過量，抑制鐵在血液裡上升，便形成貧血了。如果腸發炎時，為了要消炎，又使用類固醇治療，而類固醇也能引發貧血，有如雪上加霜。

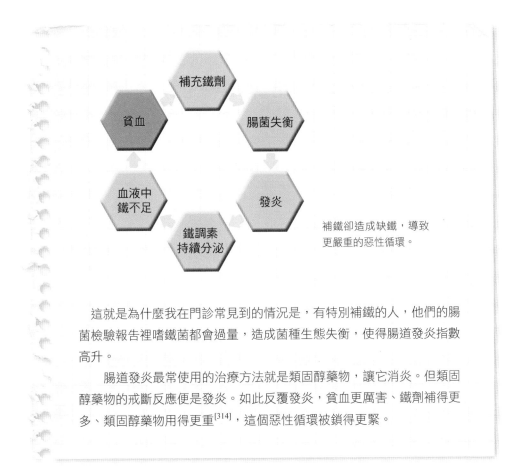

補鐵卻造成缺鐵，導致更嚴重的惡性循環。

（圖中六邊形依序為：補充鐵劑、腸菌失衡、發炎、鐵調素持續分泌、血液中鐵不足、貧血）

　　這就是為什麼我在門診常見到的情況是，有特別補鐵的人，他們的腸菌檢驗報告裡嗜鐵菌都會過量，造成菌種生態失衡，使得腸道發炎指數高升。

　　腸道發炎最常使用的治療方法就是類固醇藥物，讓它消炎。但類固醇藥物的戒斷反應便是發炎。如此反覆發炎，貧血更厲害、鐵劑補得更多、類固醇藥物用得更重[314]，這個惡性循環被鎖得更緊。

如何遠離貧血？

● 根治潰瘍根源

　　如果孩子有胃或腸潰瘍，要設法找到潰瘍的根源。是幽門桿菌造成的？是壓力造成的？還是飲食組合失調造成的？找出原因，移除它。如果不找到潰瘍的根源，而只是一味的消炎，發炎只會不斷的復發。

● 營養全面、均衡

孩子不可能在偏食的情況下，取得全面均衡的營養。光吃白飯、白麵，是得不到什麼營養的。家長不能只期待孩子吃「飽」，要注意孩子是不是吃得足夠「營養」，是不是肉也吃了，青菜也吃了？也要去了解澱粉類如果是麵包、麥片等加工食品，裡面到底加了什麼？

● 注意消化問題

現代小孩的壓力比我們想像的要大得多。小孩像海綿，直接吸收大人所承受的壓力。你不用告訴他們，他們感受得到，逃也逃不了；再加上他們自己的學業與社交壓力，便成了雙重壓力。這些壓力如果沒有得到適當紓解，就可能影響消化。消化液分泌不足，食物分解不全，營養吸收不到，製造消化液的原料便會不足，造成嚴重的消化問題。

如果孩子大便、放屁很臭，可以補充消化類保健品。從一餐一粒開始慢慢增加，加到大便放屁不臭為止。這樣吃一陣子，孩子的消化液分泌會開始增加，可能會突然開始拉肚子，或是覺得胃灼熱，那表示保健品過量，可以減量了。

有時可以減到不是餐餐都吃保健品，可能一天一餐的餐後吃，或是隔天找一餐的餐後吃，已經足量了。如果完全不吃保健品也不會大便放屁很臭，表示不需要保健品，備用即可。

● 根治過敏問題

如果孩子有過敏問題，可以確定的是，體內持續有發炎。現在我們知道長久發炎，會造成鐵調素失衡，最後形成貧血，所以孩子的過敏問題要先處理好，才能處理貧血問題（認識過敏，參見第 72 頁）。

● 認識藥物副作用

有許多藥物會造成貧血，在服用藥物前最好上網查清楚該藥物的副作用。

健康 TIPS

嬰兒奶粉補鐵好嗎？

補鐵過量，可能造成腸菌失衡[315]，形成長期發炎，帶來更嚴重的貧血。這就是為什麼由密西根大學所領導的長期研究發現，奶粉裡加鐵，反而會造成孩童在未來十年成長緩慢[316]。

問題就出在，現在不只是奶粉常加鐵，而且早餐麥片、飲料、麵包都會加鐵。大家都怕貧血，所以商品為了行銷什麼都加鐵，消費者覺得鐵愈多愈好，常常就補過量了。

就因為這樣，許多孩子的腸菌生態和消化系統，老早就在吃補鐵奶粉時已經失衡了。

35｜口瘡／嘴巴破

　　當我們睡不好、吃不好、壓力大、創傷痊癒（手術、外傷、內傷）時，很容易會長口瘡，或嘴巴裡破洞。

　　唇上的單純疱疹（herpes simplex）是病毒引發的。而口腔潰瘍（mouth ulcer）也很常見。

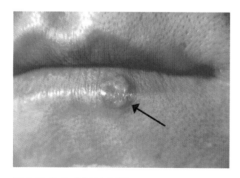

唇上的疱疹（資料來源：https://reurl.cc/QVdNo）。

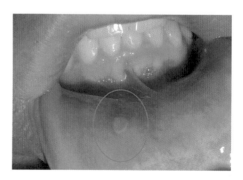

口腔潰瘍（資料來源：https://reurl.cc/jm7ay）。

　　以上這兩種口腔問題，多來自於免疫系統下降以及營養失衡。

　　當我們睡不好、吃不好、壓力大、創傷痊癒時，最累的就是腎上腺。腎上腺是全身維他命 C 存量最大的地方之一（另一個是眼睛）。所以腎上腺一累，

維他命 C 就流失得很快。維他命 C 不但是我們免疫力的主力[317]，同時也是促使結締組織生成的重要功臣，而口腔裡的表皮下就是結締組織。所以，當維他命 C 不足時，嘴巴易破且不易痊癒[318]。

如何遠離口瘡 / 嘴巴破？

● 減糖

一般會反覆口瘡、嘴巴破的家庭，不見得甜食過量，但幾乎必定澱粉或水果過量。很多人以為只要是全麥、糙米、水果就是健康的，不管量有多少。事實上，這些東西都含有高量的糖。

糖一吃多，腎上腺為了協助調整血糖而疲累，免疫力就容易下降[319]。口瘡或嘴巴破就是「糖過量」的警訊，告訴你該減糖了。

● 減壓、早睡

壓力大或晚睡、睡不夠，都能把腎上腺拖垮。腎上腺一累，維他命 C 就大量流失，免疫力跟著下降。所以發現有口瘡或嘴巴破時，應該早睡並減少壓力。

● 補充支援免疫系統的保健品

嘴巴破或口瘡時，可以補充支援免疫系統的保健品，四～六小時一次。它不能減輕症狀，卻可能縮短療癒時程。症狀結束後，免疫保健品便可以停用。

● 補充啤酒酵母菌

啤酒酵母菌裡的多種維他命 B，以及 β-葡聚糖分子，都能大大的支援免疫系統[320]。

在口瘡或嘴巴破期間，可以在餐前或餐後食用兩粒啤酒酵母錠。

健康 TIPS

維他命 C 與胃潰瘍

胃裡的潰瘍與嘴裡的潰瘍很相似，同樣都是結締組織遭到破壞、沒有及時痊癒造成的。所以，缺乏維他命 C 的人，不只很容易出現口腔潰瘍，同時也很容易引起胃潰瘍[321]。

胃潰瘍的其他成因，參見《根治飲食帶你遠離慢性病》。

36｜口腔長泡

　　這個病症不要人命，但卻煩人得很。一吃東西，或一想到要吃東西，靠臉頰那邊的口腔就起泡泡。這就是涎管狹窄（「salivary duct stricture」或「salivary duct stenosis」）[322]。

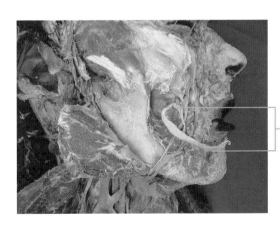

── 唾腺

唾腺如果堵塞，口腔裡就容易因為堵塞而起水泡或腫起來（資料來源：https://reurl.cc/9bEdV）。

　　這個情況，很容易就引發唾液腺炎及唾液腺結石。涎管狹窄是因唾腺變窄，或受到堵塞而引發的。當唾液分泌量變少時，唾液可能會因為滯留而形成一個黏液塞（mucus plug），把唾腺給堵住。當吃東西時，唾液再度分泌，就因為前面的堵塞而腫了起來。這時，腺體因為受到壓力，就會疼痛或不舒服。

最後，黏液塞會因爲升高的壓力而鬆動，唾液就能順利進入口腔，水泡或腫起來的地方就消了。

如何遠離口腔長泡？

●支援甲狀腺

唾液的分泌，跟甲狀腺的健康有極大的關聯。所以如果有唾液的問題，最好支援甲狀腺（參見第 199 頁和《根治飲食帶你遠離慢性病》）。

●注意睡姿或磨牙習慣

除了唾液分泌過少，容易形成唾腺裡的黏液塞外，擠壓也可能造成唾腺變窄；所以睡姿很重要。常常起泡的那邊，都是習慣睡的那一邊。如果有這種情況，可以嘗試仰睡，或是換邊睡。

磨牙的力量是很大的，如果沒有做好夜間防護措施，戴好安全牙套，唾腺很可能會受傷而因此受阻。如果唾腺已受傷，很可能需要做輕微手術將堵塞的唾腺分支取出，才能根治問題。否則一吃東西，唾腺就堵塞。由於唾液裡有分解澱粉的酵素，這時就可能因爲唾腺堵塞而影響澱粉消化。

37 | 青少年情緒波動 / 頭痛

青少年時期除了體型改變，最外顯的要屬情緒波動了。大人常常覺得很奇怪，只是一點小事，爲什麼青少年反應如此大呢？原本平靜的家庭生活，往往在孩子進入青少年時期後，變得紛紛擾擾。很多人以爲這是荷爾蒙害的，但這個說法，只對了一半。

「下視丘—腦垂體—腎上腺」軸線是我們處理壓力的核心。孩子進入青少年時期，除了有壓力要處理，荷爾蒙的生產量也大大提升了。「下視丘—腦垂體—腎上腺」軸線在青少年時期，也大力參與性荷爾蒙的分泌，可以說，它的工作量在青少年時期特別重。所以青少年面對壓力時，抗壓性就會比較低，因爲抗壓核心「下視丘—腦垂體—腎上腺」必須參與性荷爾蒙製造而分身乏術。這就是爲什麼青少年一碰上壓力和衝突時，反應會如此大，可以說，他們體內的生理化學資源不足以處理壓力[323]。

除此之外，青少年原本就容易出現的情緒起伏，如果再加上血糖的升降，就變得更誇張且明顯了。血糖高時我們覺得自己可以征服世界，血糖低時所刺激分泌的腎上腺素，原本的設計是爲了讓我們與猛獸搏鬥、逃跑用的。所以這種時候，有些人動不動就想拚個你死我活，好爭辯、找架吵。另外有一些人則是看

什麼都想躲，覺得自己必死無疑，碰到一點挫折或小衝突，也可能憂鬱得無法自拔，眼淚關不掉[324]。

所以，青少年時期多愁善感，情緒波動大，是正常的；但是，如果這些情緒的表達很誇張，甚至影響全家運作和家人的相處，通常都是飲食裡含糖量過高。

腦子雖只占體重的 2%，卻占用了全身 20% 的能量。由於腦部主要能量來源是糖，因此，當我們血糖快速下降、能量不穩定時，腦子是最有感的，神經也很容易缺乏能量而發出痛的警訊，使我們沒來由的頭痛。

如何遠離青少年情緒波動／頭痛？

就是因為青少年時期「下視丘—腦垂體—腎上腺」這個軸線特別累，就更該吃根治飲食，避免糖過量。這個時期孩子如果能吃根治飲食，情緒波動的情況就會溫和很多。由於孩子吃得均衡，血糖就容易平穩，血糖平穩＝能量平穩；能量平穩了，就不容易頭痛。

除了糖過量外，另一個最常見的青少年頭痛原因是脫水引發的。水是血清中含量最大宗的營養，當缺乏水時，我們就易缺氧。只要一缺氧，神經就會開始壞死，而它發出的警訊，就是痛。所以，如果青少年常頭痛，也要檢視一下每日喝水量是否足夠。

後記｜
天然食物的好，身體知道

　　我自己有兩個女兒，在養老大時由於不懂得飲食與健康的關係，那根本叫亂餵，也因此老大成長時什麼病都有。我們天天跑醫院，不曉得讓她吃了多少的藥。那時因為孩子生病，所以全家都沒得睡，家裡整天烏煙瘴氣的。小女兒現在提起往事，還心有餘悸。

　　後來我學了營養，為我們家帶來一場飲食革命，把自己與孩子們的健康整個翻轉，見證了孩子身體自癒能力的神奇。體弱多病的孩子，在吃對了以後，並不是不會生病，而是生病了能夠自己痊癒。由於我們不再常跑醫院，因此有更多時間能夠享受與孩子們的相處。這讓我每一次上市場買菜時，都覺得進了廟宇和教堂，我對天然食物帶給我們家的健康和快樂，充滿了無比的感激與崇拜。

　　但是，正因為天然食物的力量如此強大，因此它也能夠被濫用。這就是為什麼我從來沒見過，不停的用單一食材給孩子補身的人，能真正給孩子帶來健康。比如，不停的給孩子補鈣、補鐵、補維他命、補益生菌、餵人參、給補品。

　　做父母的一定不能忘記，食物吃進身體裡讓身體吸收利用，是一個過程，孩子並不是只要吃下去就了事。食物吃進去，還需要消化；消化後還要吸收；吸收後，身體使用完畢的廢物，還要排出。如果吃進去卻不能消化，那就無法吸收；或者吸收使用後廢物排不出去，也會出問題。

　　所以，在給孩子準備補品和食物之前，一定要問，孩子的消化好嗎？吃進去的能排出去嗎？

吃進去的，都補到了嗎？

● 不消化就補，便是毒

　　如果體檢指數過低，不表示應該沒頭沒腦的大量補那個東西。現代飲食很充足，如果什麼都吃、吃得均衡，沒有道理沒吃到。可是身體顯現不足，那很可能是因為沒有消化完全。沒有消化完全的食物，身體根本無法吸收，因為沒有消化完全的東西不是「營養」，而是「毒」。這時，一再大量把這個無法消化的東西往身體裡倒，只可能讓毒增加。所以指數過低，第一個要問的是，消化了嗎？

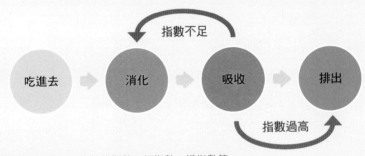

如果體檢指數不足，比如鋅指數、鈣指數、鐵指數等
礦物質，要問的問題是，「吃進去的消化了嗎？」
如果指數過高，比如荷爾蒙指數、血脂指數，要問的
問題是，「吃進去的順利排出了嗎？」

● 沒排出還補，更毒

　　體檢指數過高時，全家出動買這買那、補這弄那，總覺得不做點什麼不行。其實，指數過高，很可能是因為沒排出去；排不出去，你再去加別的東西，不是徒增負擔？所以，指數過高，第一個要問的是，排泄如何？排出去了嗎？

你會問，那麼小的孩子，根本沒有任何壓力，怎麼可能消化不良？

孩子小，沒有自身的壓力，但他們就像海綿一樣，可以直接吸收大人的壓力。如果孩子有消化不力的現象，那你要問的可能不只是「他有什麼壓力？」，而是「我有什麼壓力？」

最後，我想要提醒每一個家庭，研究只是理論，並不是定律。研究每一次的進展，其實是在提醒我們，對於複雜的身體運作，我們只知道片面的事實。所以，你們家要怎麼吃、怎麼喝、怎麼動才能帶來健康和快樂，必須聆聽自己的身體反應，找到最適合你們的方法。畢竟，這才是根治飲食的精神。根治飲食不是一種「一定要怎麼吃」的飲食方法；根治飲食最重要的核心，便是聆聽身體的聲音，去找到最適合自己的飲食組合與搭配。

一本書能成形，是很多讀者參與的成果。特別要感謝在這本書裡提供照片與自身經驗的人：靜姊、Yvette、小楊老師、Olivia、Israel、Sunny、Martina、粉條、Arianna 和 Ada。也要謝謝巨樺牙醫蔡鎮安院長與其總監盧純基先生協助蛀牙部分的研究。

對於我的編輯，我不但充滿了感謝，而且充滿了敬佩。這本書研究時間拉得很長，因此編輯作業時間也拉得很長。感謝郁慧在這本書製作的每一步都陪伴著我。她驚人的時間管理與組織能力，讓原本雜亂無章的研究結果，能夠凝聚成易理解的知識。郁慧犀利的提問能力，讓很多研究的盲點能夠撥雲見日。我有幸在寫作生涯裡能夠遇見郁慧這樣認真專業的編輯，謝謝她為我生理書籍的寫作生涯畫下最完美的句點。

參考資料

PART 1 孩子應該怎麼吃？

9 | 孩子是肉身做的，需要全面的營養

1. http://www.whfoods.com/genpage.php?tname=nutrientprofile&dbid=104; https://ndb.nal.usda.gov/ndb/foods/show/05112?fgcd=&manu=&format=&count=&max=25&offset=&sort=default&order=asc&qlookup=Chicken%2C+roasting%2C+meat+and+skin%2C+cooked%2C+roasted&ds=&qt=&qp=&qa=&qn=&q=&ing=；https://ndb.nal.usda.gov/ndb/foods/show/11739?fgcd=&manu=&format=&count=&max=25&offset=&sort=default&order=asc&qlookup=Broccoli%2C+raw&ds=&qt=&qp=&qa=&qn=&q=&ing=.

11 | 根治飲食幫助孩子成長和學習

2. Le Révérend, B., Edelson, L., and Loret, C. (2014, Feb). Anatomical, functional, physiological and behavioural aspects of the development of mastication in early childhood. *Br J Nutr*, 111(3): 403-14.

3. Chia, C.W., Shardell, M., Tanaka, T., Liu, D. clinical implications. *Clin Endocrinol*, 51 (2): 205-15.

12 | 父母最常遇到的孩子飲食問題

4. Le Révérend, B., Edelson, L., and Loret, C. (2014, Feb). Anatomical, functional, physiological and behavioural aspects of the development of mastication in early childhood. *Br J Nutr*, 111(3): 403-414.

5. Lieberman, D. (2011). *The evolution of the human head*. Belknap Harvard, Cambridge, Massachusetts.

6. Kutoba, K., Momose, T., Abe, A., Narita, N., Ohtomo, K., Minaguchi, S., Funakoshi, M., Sasaki, Y., and Kojima, Y. (2003, Dec). Nuclear medical PET-study in the causal relationship between mastication and brain function in human evolutionary and developmental processes. *Ann Anat*, 185(6): 565-9.

7. Cotert, H. and Aras, E. (Feb, 1999). Mastication, deglutition and speech considerations in prosthodontic rehabilitation of a total glossectomy patient. *Journal of Oral Rehabilitation*, 26(1): 75-9.

8. Morris, S.E. and Dunn-Klein, M. (2000). Pre-feeding Skills: *A Comprehensive Resource for Mealtime Development* (2nd ed.). Austin, TX: PRO-ED, Inc.

PART *2*　孩子這些病是怎麼來的？該怎麼改善？

3 ｜ 長太快 / 長不大

9. Hoppe, C., Molgaard, C., and Michaelsen, K.F. (2006). Cow＇s milk and linear growth in industrialized and developing countries. *Annu Rev Nutr*, 26: 131-173.

10. VanderLaan, W. (1971, Aug). Changing concepts on the control of growth hormone secretion in man. *Calif Med*, 115(2): 38-46.

11. Stang, J. and Story, M. (Eds). (2005). *Guidelines for Adolescent Nutrition Services*.

12. Vgontzas, A.N., Mastorakos, G., Bixler, E.O., Kales, A., Gold, P.W., and Chrousos, G.P. (1999, Aug). Sleep deprivation effects on the activity of the hypothalamic-pituitary-adrenal and growth axes: Potential clinical implications. *Clin Endocrinol*, 51 (2): 205-15.

13. Branum, A., Rossen, L., and Schoendorf, K. (2014, Mar). Trends in caffeine intake among US children and adolescents. *Pediatrics*, 133(3): 386-93.

14. Yeh, J. and Aloia, J. (1986, June). Differential effect of caffeine administration on calcium and vitamin D metabolism in young and adult rats. *Journal of Bone and Mineral Research*, 1(3): 251-8.

15. MacDonald, R. (2000, May). The role of zinc in growth and cell proliferation. *Journal of Nutrition*, 130(5): 1500-1508S.

4 | 氣喘 / 過敏 / 鼻炎 / 異位性皮膚炎 / 乾癬

16. Slominski, A., Wortsman, J., Paus, R., Elias, P.M., Tobin, D.J., and Feingold, K.R. (2008). Skin as an endocrine organ: Implications for its function. *Drug Discovery Today: Disease Mechanisms*, 5(2), 137-44.

17. Schmid-Wendtner, M.H. and Korting, H.C. (2006). The pH of the skin surface and its impact on the barrier function. *Skin Pharmacol Physiol*, 19(6): 296-302.

18. Benhadou, F., Mintoff, D., Schnebert, B., and Thio, H.B. (2018, Jun). Psoriasis and microbiota: A systematic review. *Diseases*, 6(2): 47.

19. Di Giuseppe, M., et al. (2003). *Nelson Biology 12* (p.473). Toronto: Thomson Canada.

20. Pavlovic, D., Virres, N., Zedda, C., Fournier, M., and Aubier M. (1998). Effects of corticosteroids on epithelial structure and smooth muscle function of rat trachea. *Eur Respir J*, 11: 575-82.

21. Simone, D.A., et al. (1987). The magnitude and duration of itch produced by intracutaneous injections of histamine. *Somatosens Res*, 5:81-92.

22. Greaves, M.W. (1976, Oct). Anti-inflammatory action of corticosteroids. *Postgraduate Medical Journal*, 52: 631-33.

23. Craddock, C.G. (1978, Apr). Corticosteroid-induced lymphopenia, immunosuppression, and body defense. *Ann Intern Med*, 88(4): 564-6.

24. McKay, L.I. and Cidlowski, J.A. (2003). Physiologic and Pharmacologic Effects of Corticosteroids. In: Kufe, D.W., Pollock, R.E., Weichselbaum, R.R., et al. (Eds). *Holland-Frei Cancer Medicine*. 6th edition. Hamilton (ON): BC Decker; 2003.

25. Craddock, C.G. (1978, Apr). Corticosteroid-induced lymphopenia, immunosuppression, and body defense. *Ann Intern Med*, 88(4): 564-6.

26. Vojdani, A. and Vojdani, C. (2015). Immune reactivity to food coloring. *Altern Ther Health Med*, 21 (Suppl) 1:52-62.

27. 資料來源：Daily per capita Consumption of Food AFC 1950-2010 (compiled by Laura, J. and Stevens, M.S., Purdue, used with permission) Arnold, L., Lofthouse, N., and Hurt, E. (2012, Jul). Artificial food colors and attention-deficit/hyerperactivity symptoms: Conclusions to dye for. *Neurotherapeutics*, 9(3): 599-609.

28. Riiser, A. (2015). The human microbiome, asthma, and allergy. *Allergy Asthma Clin Immunol*, 11:35.

29. Slominski, A., Wortsman, J., Paus, R., Elias, P.M., Tobin, D.J., and Feingold, K.R. (2008). Skin as an endocrine organ: Implications for its function. *Drug Discovery Today: Disease*

Mechanisms, 5(2), 137-44.

30. Cingi, C., Conk-Dalay, M., Cakli, H., and Bal, C. (2008, Oct). The effects of spirulina on allergic rhinitis. *Eur Arch Otorhinolaryngol*, 265(10): 1219-23.

31. Thornhill, S. and Kelly, A. (2000). Natural treatment of perennial allergic rhinitis. *Altern Med Rev*, 5(5): 448-54.

32. Lantz, R.C., Chen, G.J., Solyom, A.M., Jolad, S.D., and Timmermann, B.N. (2005). The effect of turmeric extracts on inflammatory mediator production. *Phytomedicine*, 12: 445-52.

33. Hauser, Anja E. and Höpken, Uta E. (2015). B cell localization and migration in health and disease. *Molecular Biology of B Cells*, Elsevier (pp.187-214).

34. Kurosaki, T., Kometani, K., and Ise, W. (2015, Feb). Memory B cells. *Nature Reviews Immunology*, 15(3): 149-59.

35. Ichinose, F., Roberts, J., and Zapol, W., (2004, Jun). A selective pulmonary vasodilator: Current uses and therapeutic potential. *Circulation*, 109(25): 3106-3111.

36. Putensen, C., Hörmann, C., Kleinsasser, A., and Putensen-Himmer, G. (1998, Jun). Cardiopulmonar effects of aerosolized prostaglandin E1 and nitric oxide inhalation in patients with acute respiratory distress syndrome. *AM J Respir Crit Care Med*, 157(6 Pt 1): 1743-7.

5 | 溼疹／蕁麻疹

37. Boguniewicz, M. and Leung, D.Y. (2011). Atopic dermatitis: A disease of altered skin barrier and immune dysregulation. *Immunological Reviews*, 242(1): 233-46.

6 | 小肉瘤

38. Zeidi, M. and North, J.P. (2015, Jun). Sebaceous induction in dermatofibroma: A common feature of dermatofibromas on the shoulder. *J Cutan Pathol*, 42(6): 400-5.

39. Morgan, R.M., Patterson, M.J., and Nimmo, M.A. (2004). Acute effects of dehydration on sweat composition in men during prolonged exercise in the heat. *Acta Physiol Scand*, 182(1): 37-43.

40. Pullar, J.M., Carr, A.C., and Vissers, M. (2017). The Roles of Vitamin C in Skin Health. *Nutrients*, 9(8): 866.

7 | 疣

41. Loo, S.K. and Tang, W.Y. (2014). Warts (non-genital). *BMJ Clinical Evidence*, 1710.

42. Jackson, R. (1955). The topical use of hydrocortisone and hydrocortisone acetate. *Can Med*

Assoc, 72: 931.

8 | 不愛笑 / 平衡感不好

43. Nagy, E. (2011). The newborn infant: A missing stage in developmental psychology. *Infant and Child Development*, 20(1): 3-19.

44. Miller, G. (2007, May). Neurological disorders. The mystery of the missing smile. *Science*, 316(5826): 826-7.

45. Sigmundsson, H. (2005). Disorders of motor development (clumsy child syndrome). *J Neural Transm Suppl*, 69: 51-68.

46. Iwata, K. (1977). Toxins produced by candida albicans. *Contrib Microbiol Immunol*, 4: 77-85.

47. Berman, S., Kuczenski, R., McCracken, J., and London, E. (2009, Feb). Potential adverse effects of amphetamine treatment on brain and behavior: A review. *Mol Psychiartry*, 14(2): 123-42.

48. Harris, J.B. and Blain, P.G. (2004, Sep). Neurotoxicology: What the neurologist needs to know. *J Neurol Neurosurg Psychiatry*, 75 (Suppl 3): iii29-34.

9 | 兒童泌尿道感染

49. Hilt, E.E., et al. (2014). Urine is not sterile: Use of enhanced urine culture techniques to detect resident bacterial flora in the adult female bladder. *J Clin Microbiol*, 52: 871-6.

50. Thomas-White, K., Kumar, N., Kuiken, M., Putonti, C., Stares, M., Hilt, E., Lawley, T., et al. (2018). Culturing of female bladder bacteria reveals an interconnected urogenital microbiota. *Nature Comm*, 9: 1557.

51. Finucane, T.E. (2017, Mar). "Urinary Tract Infection" and the microbiome. *Am J Med*, 130(3): e97-8.

52. Costello, E.K., Stagaman, K., Dethlefsen, L., Bohannan, B.J., and Relman, D.A. (2012). The application of ecological theory toward an understanding of the human microbiome. *Science*, 336:1255-62.

53. Guay, D.R. (2009). Cranberry and urinary tract infections. *Drugs*, 69(7): 775-807.

10 | 陰道癢 / 舌苔厚白

54. da Silva Dantas, A., Lee, K.K., Raziunaite, I., Schaefer, K., Wagener, J., Yadav, B., and Gow, N.A. (2016). Cell biology of Candida albicans-host interactions. *Current Opinion in Microbiology*, 34: 111-118.

55. Ganapathy, D.M., Joseph, S., Ariga, P., and Selvaraj, A. (2013). Evaluation of the influence of blood glucose level on oral candidal colonization in complete denture wearers with Type-II Diabetes Mellitus: An in vivo Study. *Dental Research Journal*, 10(1): 87-92.

11 ｜ 扁桃腺炎 / 鼻炎 / 扁桃腺結石

56. Masieri, S., Trabattoni, D., Incorvaia, C., De Luca, M., Dell'Albani, I., and Leo, G. (2014). A role for Waldeyer's ring in immunological response to allergens. *Current Medical Research and Opinion*, 2014:30(2).

57. Kempen, M.J., Rijkers, G.T., and Cauwenberge, P.B. (2000, May). The immune response in adenoids and tonsils. Int. *Arch Allergy Immunol*, 122(1): 8-19.

58. Scadding, G.K. (1990, Feb). Immunology of the tonsil: A review. *J R Soc Med*, 83(2): 104-7.

59. Deak, T. (2008, Apr). Immune cells and cytokine circuits: Toward a working model for understanding direct immune-to-adrenal communication pathways. *Endocrinology*, 149(4): 1433-5.

60. Yang, J.H., Bhargava, P., McCloskey, D., Mao, N., Palsson, B.O., and Collins, J.J. (2017, Dec). Antibiotic-induced changes to the host metabolic environment inhibit drug efficacy and alter immune function. *Cell Host Microbe*, 22(6): 757-65.

61. Buckley, T.M. and Schatzberg, A.F. (2005, May). On the interactions of the hypothalamic-pituitary-adrenal (HPA) axis and sleep: Normal HPA axia activity and circadian rhythm, exemplary sleep disorders. *J Clin Endocrinol Metab*, 90(5): 3106-14.

62. Kaltianen, E., Wiksten, J., Aaltonen, L.M., Ilmarinen, T., Hagstrom, J., and Blomgren, K. (2017, Nov). The presence of minor salivary glands in the peritonsillar space. *Eur Arch Otorhinolaryngol*, 274(11): 3997-4001.

63. Theuwissen, E., Smit, E., and Vermeer, C. (2012, Mar). The role of vitamin K in soft-tissue calcification. *Adv Nutr*, 3(2): 166-73.

64. Hill, M.J. (1997, Mar). Intestinal flora and endogenous vitamin synthesis. *Eur J Cancer Prev*, 6 (Suppl 1): S43-5.

65. Belkaid, Y. and Hand, T. (2014, Mar). Role of the microbiota in immunity and inflammation. *Cell*, 157(1): 121-41.

66. Grootveld, M., Atherton, M.D., Sheerin, A.N., Hawkes, J., Blake, D.R., Richens, T.E., et al. (1998, Mar). In vivo absorption, metabolism, and urinary excretion of-unsaturated aldehydes in experimental animals: Relevance to the development of cardiovascular diseases by the dietary ingestion of thermally stressed polyunsaturate-rich culinary oils. *J Clin Invest*, 101(6):

1210-8.

67. Burton, M.J., Glasziou, P.P., Chong, L.Y., and Venekapm, R.P. (2014, Nov). Tonsillectomy or adenotonsillectomy versus non-surgical treatment for chronic/recurrent acute tonsillitis. *The Cochrane Database Syst Rev*, 19(11): CD001802.

68. Scadding, G.K. (1990, Feb). Immunoligy of the tonsil: A review. *J R Soc Med*, 83(2): 104-7.

12 ｜ 流感 / 肺炎 / 腸胃炎 / 腸病毒（諾羅病毒）

69. Barr, J., Auro, R., Furlan, M., Whiteson, K., Erb, M., Pogliano, J., Stotland, A., Wolkowicz, R., Cutting, A., Doran, K., Peter, S., Youle, M., and Rohwer, F. (2013, Jun). Bacteriophage adhering to mucus provide a non-host-derived immunity. *PNAS*, 110 (26): 10771-6.

70. Morrow, G. and Abbott, R. (1998, Feb). Conjunctivitis. *Am Fam Physician*, 57(4): 735-46.

71. Hegland, K., Bolser, D., and Davenport, P. (2012, Jul). Volitional control of reflex cough. *J Appl Physiol*, 113(1): 39-46.

72. Evan, S., Repasky, E., and Fisher, D. (2015, May). Fever and the thermal regulation of immunity: The immune system feels the heat. *Nat Rev Immunol*, 15(6): 335-49.

73. Bernheim, H.A. (1986, Mar-Apr). Is prostaglandin E2 involved in the pathogenesis of fever? Effect of interleukin-1 on the release of prostaglandins. *Yale J Biol Med*, 59(2): 151-8.

74. Vig, M. and Kinet, J.P. (2009, Jan). Calcium signaling in immune cells. *Nat Immunol*, 10(1): 21-7.

75. Crocetti, M., Moghbeli, N., and Serwint, J. (2001). Fever phobia revisited: Have parental misconceptions about fever changed in 20 years? *Pediatrics*, 107(6): 1241-6.

76. Sullivan, J.E. and Farrar, H.C. (2011, Mar). Fever and antipyretic use in children. *Pediatrics*, 127(3): 580-7.

77. Earn, D., Andrew, P., and Bolker, B. (2014, Mar). Population-level effects of suppressing fever. *Proc Biol Sci*, 281(1778): 20132570.

78. Fromm, D. (1987, May). How do non-steroidal anti-inflammatory drugs affect gastric mucosal defenses. *Clin Invest Med*, 10(3): 251-8.

79. Spiller, R.C. (2002, Dec). Roles of nerves in enteric infection. *Gut*, 51(6): 759-62.

80. Blikslager, A. and Jones, S. (2002). Role of the enteric nervous system in the pathophysiology of secretory diarrhea. *J Vet Intern Med*, 16: 222-8.

81. Lowen, A.C., Mubareka, S., Steel, J., and Palese, P. (2007). Influenza virus transmission is dependent on relative humidity and temperature. *PLOS Pathogens*, 3(10): e151.

82. Morf, J. and Schibler, U. (2013, Feb). Body temperature cycles gatekeepers of circadian

clocks. *Cell Cycle*, 12(4): 539-40.

83. Rodriguez, E. (2012). Causes of night fever: Why it's higher later. Retrieved from http://thesurvivaldoctor.com/2012/10/10/causes-of-night-fever-why-its-higher-later/

84. Forsythe, P. (2011, Apr). Probiotics and lung diseases. *Chest*, 139(4): 901-8.

85. Kumar, M., Prasad, S.K., and Hemalatha, S. (2014, Jan). A current update on the phytopharmacological aspects of Houttuynia cordata Thunb. *Parmacogn Rev*, 8(15): 22-35.

86. Belongia, E.A., Kieke, B.A., Donahue, J.G., Greenlee, R.T., Balish, A., Foust, A., Lindstrom, S., and Shay, D.K. (2009, Jan). Effectiveness of inactivated influenza vaccines varied substantially with antigenic match from the 2004-2005 season to the 2006-2007 season. *J Infect Dis*, 199(2): 159-67.

87. McLean, H.Q., Thompson, M.G., Sundaram, M.E., Kieke, B.A., Murthy, K., Piedra, P.A., Zimmerman, R.K., Belongia, E.A., et al. (2015, May). Influenza vaccine effectiveness in the United States during 2012-2013: Variable protection by age and virus type. *J Infect Dis*, 211(10): 1529-40.

88. Zimmerman, R.K., Nowalk, M.P., Chung, J., Jackson, M.L., Jackson, L.A., Petrie, JG., Flannery, B., et al. (2016, Dec). 2014-2015 Influenza vaccine effectiveness in the United States by Vaccine Type. *Clin Infect Dis*, 63(12): 1564-73.

89. Lenzer, J. (2015). Center for Disease Control and Prevention: Protecting the private good? *BMJ*, 350: h2362.

90. McLean, H., Thompson, M., Sundaram, M., Meece, J., McClure, D., Freidrich, T., and Belongia, E. (2014, Nov). Impact of repeated vaccination on vaccine effectiveness against influenza A (H3N2) and B during 8 seasons. *Clin Infect Dis*, 59(10): 1375-85.

91. Classen, B. (2014). Review of vaccine induced immune overload and resulting epidemic of type 1 diabetes and metabolic syndrome, emphasis on explaining the recent accelerations in the risk of prediabetes and other immune mediated diseases. *Mol Genet Med*, 2014, S1: 025.

92. Joshi, A.Y., Iyer, V.N., Hartz, M.F., Patel, A.M., and Li, J.T. (2012, March-Apr). Effectiveness of trivalent inactivated influenza vaccine in influenza-related hospitalization in children: A case-control study. *Allergy Asthma Proc*, 33(2): e23-7.

93. King, J.C. Jr., Treanor, J., Fast P.E., Wolff, M., Yan, L., Iacuzio, D, Belshe, R.B., et al. (2000, Feb). Comparison of the safety, vaccine virus shedding, and immunogenicity of influenza virus vaccine, trivalent, types A and B, live cold-adapted, administered to human immunodeficiency virus (HIV)-infected and non-HIV-infected adults. *J Infect Dis*, 181(2): 725-8.

94. Payne, D.C., Edwards, K.M., Bowen, M.D., Keckley, E., Peters, J., Esona, M.D, Gentsch, J.R. et al. (2010, Feb). Sibling transmission of vaccine-derived rotavirus (Rota Teq) associated with rotavirus gastroenteritis. *Pediatrics*, 125(2): e438-41.

95. Rubin, L.G., Levin, M.J., Ljungman, P., Davies, E.G., Avery, R., Tomblyn, M., et al. Infectious Disease Society of America. (2014, Feb). 2013 IDSA clinical practice guideline for vaccination of the immunocompromised host. *Clin Infect Dis*, 58(3): 309-18.

96. Hanley, K. (2011, Dec). The double-edged sword: How evolution can make or break a live-attenuated virus vaccine. *Evolution*, 4(4): 635-43.

13 | 盲腸炎 / 闌尾炎

97. Smith, H., Park, W., and Kotze, S. (2017). Morphological evolution of the mammalian cecum and cecal appendix. *Comptes Rendus Palevol*, 16(1): 39.

98. Im, G.Y., Modayil, R.J., Lin, C.T., Geier, S.J., Katz, D.S., Feuerman, M., and Grendell, J.H. (2011, Dec). The appendix may protect against Clostridium difficile recurrence. *Clin Gastroenterol Hepatol*, 9(12): 1072-7.

99. Ramdass, M., Quillan, S., Milne, D., Mooteeram, J., and Barro, S. (2015, Feb). Association between the appendix and the fecalith in adults. *Can J Surg*, 58(1): 10-4.

100. Roblin, X., Neut, C., Darfeuille-Michaud, A., and Colombel, J.F. (2012, Apr). Local appendiceal dysbiosis: The missing link between the appendix and ulcerative colitis. *Gut*, 61(4): 635-6.

101. Minneci, P.C., Mahida, J.B., Lodwick, D.L., Sulkowski, J.P., Nacion, K.M., Cooper, J.N., Deans, K.J., et al. (2016, May). Effectiveness of patient choice in nonoperative vs. surgical management of pediatric uncomplicated acute appendicitis. *JAMA Surg*, 151(5): 408-15.

102. Oprita, R., Bratu, M., Oprita, B., and Diaconescu, B. (2016). Fecal transplantation - the new, inexpensive, safe, and rapidly effective approach in the treatment of gastrointestinal tract diseases. *Journal of Medicine and Life*, 9(2): 160-2.

103. U.S. Department of Health and Human Services. (2016). Enforcement policy regarding investigational new drug requirements for use of fecal microbiota for transplantation to treat Clostridium difficile infection not responsive to standard therapies. Retrieved from https://www.fda.gov/downloads/biologicsbloodvaccines/guidancecomplianceregulatoryinformation/guidances/vaccines/ucm488223.pdf.

104. 周鎮宇. (2017). 台灣首例個案：哥哥新鮮便便救了五歲弟弟. 中時電子報. 資料來源：http://www.chinatimes.com/realtimenews/20171228001936-260405.

14 | 中耳炎

105. Swarts, J., Casselbrant, M., Teixeira, M., Mandel, E., Richert, B., Banks, J., El-Wagaa, J., and William, D. (2014, Jun). Eustachian tube function in young children without a history of otitis media evaluated using a pressure-chamber protocol. *Acta Otolaryngol*, 134(6): 579-87.

106. Abrahams, S. and Labbok, M. (2011, Dec). Breastfeeding and otitis media: A review of recent evidence. *Current Allergy and Asthma Reports*, 11: 508.

107. Brown, C.E. and Magnuson, B. (2000, Aug). On the physics of the infant feeding bottle and middle ear sequela: Ear disease in infants can be associated with bottle feeding. *Int J Pediatr Otorhinolaryngol*, 54(1): 13-20.

108. Honda, K., Tanke, M., and Kumazawa, T. (1998). Otitis media with effusion and tubal tonsil. *Acta Otolaryngol Suppl*, 454: 218-21.

109. van Bon, M.J., Zielhuis, G.A., Rach, G.H., and van den Broek, P. (1989, May). Otitis media with effusion and habitual mouth breathing in Dutch preschool children. *Int J Pediatr Otorhinolaryngol*, 17(2): 119-25.

110. Le Révérend, B., Edelson, L., and Loret, C. (2014, Feb). Anatomical, functional, physiological and behavioural aspects of the development of mastication in early childhood. *Br J Nutr*, 111(3): 403-14.

111. Youniss, S. (1991, Apr). The relationship between craniomandibular disorders and otitis media in children. *Cranio*, 9(2): 169-73.

112. Ramirez, L.M., Ballesteros, L.E., and Sandoval, G.P. (2010, Jan-Feb). Tensor veli palatine and tensor tympani muscles: Anatomical, functional and symptomatic links. *Acta Otorrinolaringol Esp*, 61(1): 26-33.

113. Tuz, H., Onder, E., and Kisnisci, R. (2003). Prevalence of otologic complaints in patients with temporomandibular disorder. *American journal of orthodontics and dentofacial orthopedics*, 123(6): 620-3.

114. Bernstein, J. (1996, May). Role of allergy in eustachian tube blockage and otitis media with effusion: A review. *Otolaryngology Head and Neck Surgery*, 114(4): 562-8.

115. Bezáková, N., Damoiseaux, R., Hoes, A., Schilder, A., and Rovers, M. (2009, Jun). Recurrence up to 3.5 years after antibiotic treatment of acute otitis media in very young Dutch children: Survey of trial participants. *BMJ*, 338: b2525.

116. Qureishi, A., Lee, Y., Belfield, K., Birchall, J., and Daniel, M. (2014, Jan). Update on otitis media-prevention and treatment. *Infect Drug Resist*, 7: 15-24.

117. Rosenfeld, R.M., Shin, J.J., Schwartz, S.R., Coggin, R., Gagnon, L., Hackell, J.M., Corrigan,

M.D., et al. (2016, Feb). Clinical practice guideline: Otitis media with effusion (update). *Otolaryngol Head Neck Surg*, 154 (1 Suppl): S1-41.

118. Trompette, A., Claustre, J., Caillon, F., Jourdan, G., Chayvialle, J.A., and Plaisancié, P. (2003, Nov). Milk bioactive peptides and beta-casomorphins induced mucus release in rat jejunum. *J Nutr*, 133(11): 3499-503.

119. Niittynen, L., Pitkäranta, A., and Korpela, R. (2012, Apr). Probiotics and otitis media in children. *Int J Pediatr Otorhinolaryngol*, 76(4): 465-70.

120. Skovbjerg, S., Roos, K., Holm, S.E., Grahn Håkansson, E., Norwrouzian, F., Ivarsson, M., Adlerberth, I., and Wold, A.E. (2009, Feb). Spray bacteriotherapy decreases middle ear fluid in children with secretory otitis media. *Arch Dis Child*, 94(2): 92-8.

15 | 流鼻血

121. Carr, A.C. and Maggini, S. (2017, Nov). Vitamin C and immune function. *Nutrients*, 9(11): 1211.

122. "Vitamin K." (2014, July). Micronutrient Information Center, Linus Pauling Institute, Oregon State University, Corvallis, OR. Retrieved 2 October 2018.

123. Aydin, S. (2017). Can vitamin K synthesis altered by dysbiosis of microbiota be blamed in the etiopathogenesis of venous thrombosis? *Biosci Microbiota Food Health*, 36(3): 73-4.

124. Zaura, E., Nicu, E., Krom, B., and Keijser, B. (2014). Acquiring and maintaining a normal oral microbiome: Current perspective. *Front Cell Infect Microbiol*, 4:85.

125. Adam, S.E., Arnold, D., Murphy, B., Carroll, P., Green, A.K., Smith, A.M., and Brading, M.G. (2017). A randomized clinical study to determine the effect of a toothpaste containing enzymes and proteins on plaque oral microbiome ecology. *Sci Rep*, 7: 43344.

126. Thomas, L.D., Elinder, C.G., Tiselius, H.G., Wolk, A., and Akesson, A. (2013, Mar). Ascrobic acid supplements and kidney stone incidence among men: A prospective study. *JAMA Intern Med*, 173(5): 386-8.

127. "Vitamin K." (2014, July). Micronutrient Information Center, Linus Pauling Institute, Oregon State University, Corvallis, OR. Retrieved 2 October 2018.

16 | 玫瑰疹 / 手足口病

128. Imanpour, A., Nwaiwu, O., McMaughan, D., DeSalvo, B., and Bashir, A. (2017, Aug). Factors associated with antibiotics prescriptions for the viral origin diseases in office-based practices, 2006-2012. *JRSM Open*, 8(8): 2054270417717668.

17 | 厭食症 / 暴食症

129. Mayer, M.G., Cowley, M.A., and Münzberg, H. (2008). Mechanism of leptin action and leptin resistance. *Annu Rev Physiol*, 70: 537-56.

130. Atalayer, D., Gibson, C., Konopacka, A., and Geliebter, A. (2014, Jan). Ghrelin and eating disorders. *Pro Neuropsychopharmacol Bio Psychiatry*, 40: 70-82.

131. Brownley, K.A., Holle, A.V., Hamer, R.M., Via, M.L., and Bulik, C.M. (2013). A double-blind, randomized pilot trial of chromium picolinate for binge eating disorder: Results of the binge eating and chromium (BEACh) study. *Journal of Psychosomatic Research*, 75(1): 36-42.

132. André, R., Gabrielli, A., Laffitte, E., and Kherad, O. (2017, Feb). Atypical scurvy associated with anorexia nervosa. *Ann Dermatol Venereol*, 144(2): 125-9.

133. Koizumi, M., Kondo, Y., Isaka, A., Ishigami, A., and Suzuki, E. (2016, Dec). Vitamin C impacts anxiety-like behavior and stress-induced anorexia relative to social environment in SMP30/GNL knockout mice. *Nutr Res*, 36(12): 1379-91.

134. De Alvaro, M.T., Munoz-Calvo, M.T., Barrios, V., Martinez, G., Martos-Moreno, G.A., Hawkins, F., and Argente, J. (2007). Regional fat distribution in adolescents with anorexia nervosa: Effect of duration of malnutrition and weight recovery. *Eur J Endocrinol*, 157: 473-9.

135. Mayo-Smith, W., Hayes, C.W., Biller, B.M., Klibanski, A., Rosenthal, H., and Rosenthal, D.I. (1989). Body fat distribution measured with CT: Correlations in healthy subjects, patients with anorexia nervosa, and patients with Cushing syndrome. *Radiology*, 170: 515-8.

136. Ghoch, M., Calugi, S., Lamburghini, S., and Grave, R. (2014, Sep). Anotrexia nervosa and body fat distribution: A systematic review. *Nutrients*, 6(9): 3895-912.

137. Brooks, E.R., Ogden, B.W., and Cavalier, D.S. (1998). Compromised bone density 11.4 years after diagnosis of anorexia nervosa. *J Womens Health*, 7: 567-74.

138. Tsujino, N. and Sakurai, T. (2012, Jul). Circadian rhythm of leptin, orexin and ghrelin. *Nihon Rinsho*, 70(7): 1121-5.

139. Goel, N., Stunkard, A.J., Rogers, N.L., Van Dongen, H.P.A., Allison, K.C., O'Reardon, J.P., Dinges, D.F., et al. (2009). Circadian rhythm profiles in women with night eating syndrome. *Journal of Biological Rhythms*, 24(1): 85-94.

140. Sinha, M.K., Opentanova, I., Ohannesian, J.P., Kolaczynski, J.W., Heiman, M.L., Hale, J., Caro, J.F., et al. (1996). Evidence of free and bound leptin in human circulation. Studies in lean and obese subjects and during short-term fasting. *Journal of Clinical Investigation*,

98(6): 1277-82.

141. Stice, E., Davis, K., Miller, N.P., and Marti, C.N. (2008). Fasting increases risk for onset of binge eating and bulimic pathology: A 5-year prospective study. *Journal of Abnormal Psychology*, 117(4): 941-6.

142. Malina, R.M., Koziel, S., and Bielicki, T. (1999). Variation in subcutaneous adipose tissue distribution association with age, sex, and maturation. *Am J Hum Biol*, 11(2): 189-200.

18 │ 月經問題

143. Maybin, J.A. and Critchley, H.O.D. (2015). Menstrual physiology: Implications for endometrial pathology and beyond. *Human Reproduction Update*, 21(6): 748-61. http://doi.org/10.1093/humupd/dmv038

144. Maybin, J.A. and Critchley, H.O.D. (2015). Menstrual physiology: Implications for endometrial pathology and beyond. *Human Reproduction Update*, 21(6): 748-61. http://doi.org/10.1093/humupd/dmv038

145. Salker, M.S., Nautiyal, J., Steel, J.H., Webster, Z., Šuurovi, S., Nicou, M., Brosens, J.J., et al. (2012). Disordered IL-33/ST2 activation in decidualizing stromal cells prolongs uterine receptivity in women with recurrent pregnancy loss. *PLOS One*, 7(12): e52252.

146. Critchley, H.O.D., Kelly, R.W., Brenner, R.M., and Baird, D.T. (2001, Dec). The endocrinology of menstruation──A role for the immune system. *Clin Endocrinol (Oxf)*, 55(6): 701-10.

147. King, A.E., Critchley, H.O.D., and Kelly, R.W. (2003). Innate immune defences in the human endometrium. *Reproductive Biology and Endocrinology: RB&E*, 1: 116. http://doi.org/10.1186/1477-7827-1-116

148. Dosiou, C., Lathi, R.B., Tulac, S., Huang, S.T., and Giudice, L.C. (2004, May). Interferon-related and other immune genes are downregulated in peripheral blood leukocytes in the luteal phase of the menstrual cycle. *J Clin Endocrinol Metab*, 89(5): 2501-4.

149. Maybin, J.A. and Critchley, H.O.D. (2015). Menstrual physiology: Implications for endometrial pathology and beyond. *Human Reproduction Update*, 21(6): 748-61.

150. Altemus, M., Redwine, L., Leong, Y.M., Yoshikawa, T., Yehuda, R., Detera-Wadleigh, S., and Murphy, D.L. (1997, Aug). *Neuropsychopharmacology*, 17(2): 100-9.

151. Shang, Y., Gurley, K., Symons, B., Long, D., Srikuea, R., Crofford, L.J., Yu, G., et al. (2012). Noninvasive optical characterization of muscle blood flow, oxygenation, and metabolism in women with fibromyalgia. *Arthritis Research & Therapy*, 14(6): R236.

152. Maybin, J.A. and Critchley, H.O.D. (2015). Menstrual physiology: Implications for endometrial pathology and beyond. *Human Reproduction Update*, 21(6): 748-61.

153. Hagenfeldt, K. (1987, Jul). The role of prostaglandins and allied substances in uterine haemostasis. *Contraception*, 36(1): 23-35.

154. Westwick, J. (1977). Prostaglandins and model aspects of thrombosis. *Postgraduate Medical Journal*, 53(625): 663-6.

155. Gross, S., Tilly, P., Hentsch, D., Vonesch, J.L., and Fabre, J.E. (2007). Vascular wall–produced prostaglandin E2 exacerbates arterial thrombosis and atherothrombosis through platelet EP3 receptors. *The Journal of Experimental Medicine*, 204(2): 311-20.

156. Pinho-Riberiro, F.A., Verri, W.A. Jr., and Chiu, I.M. (2017, Jan). Nociceptor sensory neuron-immune interactions in pain and inflammation. *Trends Immunol*, 38(1): 5-19.

157. Maybin, J.A. and Critchley, H.O.D. (2015). Menstrual physiology: Implications for endometrial pathology and beyond. *Human Reproduction Update*, 21(6): 748-61.

158. Maybin, J.A. and Critchley, H.O.D. (2015). Menstrual physiology: Implications for endometrial pathology and beyond. *Human Reproduction Update*, 21(6): 748-61.

159. Kaitu'u-Lino, T., Morison, N., Salamonsen, L. (2007, Oct). Estrogen is not essential for full restoration after breakdown: Lessons from a mouse model. *Endocrinology*, 148(10): 5105-111.

160. Gaynor, L. M. and Colucci, F. (2017). Uterine Natural Killer Cells: Functional distinctions and influence on pregnancy in humans and mice. *Frontiers in Immunology*, 8: 467.

161. Piiroinen, O. and Kaihola, H.L. (1975). Uterine size measured by ultrasound during the menstrual cycle. *Acta Obstet Gynecol Scand*, 54(3): 247-50.

162. Rocha Filho, E.A., Lima, J.C., Pinho Neto, J.S., and Montarroyos, U. (2011). Essential fatty acids for premenstrual syndrome and their effect on prolactin and total cholesterol levels: A randomized, double blind, placebo-controlled study. *Reproductive Health*, 8: 2.

163. Fischer, R., Konkel, A., Mehling, H., Blossey, K., Gapelyuk, A., Wessel, N., Schunck, W.H., et al. (2014). Dietary omega-3 fatty acids modulate the eicosanoid profile in man primarily via the CYP-epoxygenase pathway. *Journal of Lipid Research*, 55(6): 1150-64.

164. Yue, G.G.L., Cheng, S.W., Yu, H., Xu, Z.S., Lee, J.K.M., Hon, P.M., Lau, C.B.S. et al. (2012). The role of turmerones on curcumin transportation and P-glycoprotein activities in intestinal Caco-2 cells. *Journal of Medicinal Food*, 15(3): 242-52.

165. Rathnavelu, V., Alitheen, N.B., Sohila, S., Kanagesan, S., and Ramesh, R. (2016). Potential role of bromelain in clinical and therapeutic applications. *Biomedical Reports*, 5(3): 283-8.

166. Horrobin, D.F. (1983, Jul). The role of essential fatty acids and prostaglandins in the premenstrual syndrome. *J Reprod Med*, 28(7): 465-8.

167. Akin, M.D., Weingand, K.W., Hengehold, D.A., Goodale, M.B., Hinkle, R.T., and Smith R.P. (2001). Continuous low-level topical heat in the treatment of dysmenorrhea. *Obstet Gynecol*, 97(3): 343-9.

168. Ghayur, M.N. and Gilani, A.H. (2005, Jan). Ginger lowers blood pressure through blockade of voltage-dependent calcium channels. *J Cardiovasc Pharmacol*, 45(1): 74-80.

169. Stjärne, P., Lundblad, L., and Lundberg, J.M. (1993, Sep). Mechanical stimulation and capsaicin evoked vasodilation by parasympathetic reflex mechanism in the pig nasal mucosa. *Acta Otolaryngol*, 113(5): 649-54.

170. Kaye, A.D., Nossaman, B.D., Ibrahim, I.N., Feng, C.J., McNamara, D.B., Agrawal, K.C., and Kadowitz, P.J. (1995, Mar). Analysis of responses of allicin, a compound from garlic, in the pulmonary vascular bed of the cat and in the rat. *Eur J Pharmacol*, 276(1-2): 21-6.

171. Brown, J. and Brown, S. (2010). Exercise for dysmenorrhoea. *Cochrane Database Syst Rev*, 2: CD004142.

172. Russell, R. (2001). Non-steroidal anti-inflammatory drugs and gastrointestinal damage—problems and solutions. *Postgraduate Medical Journal*, 77(904): 82-8.

173. Schuster, V.L., Chi, Y., and Lu, R. (2015). The prostaglandin transporter: Eicosanoid reuptake, control of signaling, and development of high-affinity inhibitors as drug candidates. *Transactions of the American Clinical and Climatological Association*, 126: 248-57.

174. Norn, S., Permin, H., Kruse, P.R., and Kruse, E. (2009). From willow bark to acetylsalicylic acid. *Dan Medicinhist Arbog*, 37: 79-98.

175. Sheena, T. (2017). Nature's electric potential: A systematic review of the role of bioelectricity in wound healing and regenerative processes in animals, humans, and plants. *Front Physiol*, 8:627.

176. Lorne, M. (2014, Feb). Constructing and deconstructing the Gate Theory of pain. *Pain*, 155(2): 210-6.

177. Tugay, N., Akbayrak, T., Demirtürk, F., Karakaya, I.C., Kocaacar, O., Tugay, U., and Karakaya, M.G. (2007, May-Jun). Effectiveness of transcutaneous electrical nerve stimulation and interferential current in primary dysmenorrhea. *Pain Med*, 8(4):295-300.

178. Tashani, O. and Johnson, M.I. (2009). Transcutaneous electrical nerve stimulation (TENS) a possible aid for pain relief in developing countries? *Libyan J Med*, 4(2): 62-5.

179. Whittle, B.J. (2003, Jun). Gastrointestinal effects of nonsteroidal anti-inflammatory drugs. *Fundam Clin Pharmacol*, 17(3): 301-13.

180. Sostres, C., Gargallo, C., and Lanas, A. (2013). Nonsteroidal anti-inflammatory drugs and upper and lower gastrointestinal mucosal damage. *Arthritis Res Ther*, 15 (Suppl 3): S3.

181. Schmeltzer, P.A., Kosinski, A.S., Kleiner, D.E., Hoofnagle, J.H., Stolz, A., Fontana, R.J., et al. Drug-Induced Liver Injury Network (2016, Apr). Liver injury from nonsteroidal anti-inflammatory drugs in the United States. *Liver Int*, 36(4): 603-9.

182. Batlouni, M. (2010, Apr). Nonsteroidal anti-inflammatory drugs: Cardiovascular, cerebrovascular and renal effects. *Arq Bras Cardiol*, 94(4): 556-63.

183. Lee, M., Silverman, S.M., Hansen, H., Patel, V.B., and Manchikanti, L. (2011, Mar-Apr). A comprehensive review of opioid-induced hyperalgesia. *Pain Physician*, 14(2): 145-61.

184. Servick, K. (2016, Nov). Why painkillers sometimes make the pain worse, retrieved from http://www.sciencemag.org/news/2016/11/why-painkillers-sometimes-make-pain-worse

185. Godersky, M.E., Vercammen, L.K., Ventura, A.S., Walley, A.Y., and Saitz, R. (2017). Identification of non-steroidal anti-inflammatory drug use disorder: A case report. *Addictive Behaviors*, 70: 61-4.

186. Nicole, W. (2014). A question for women's health: Chemicals in feminine hygiene products and personal lubricants. *Environmental Health Perspectives*, 122(3): A70-5.

19 | 子宮內膜增生 / 卵巢囊腫 / 經期胸腫脹 / 子宮肌瘤 / 子宮內膜異位症 / 子宮腺肌症

187. Paterni, I., Granchi, C., Katzenellenbogen, J., and Minutolo, F. (2014, Nov). Estrogen receptor alpha (ERα) and beta (ERβ): Subtype-selective ligands and clinical potential. *Steroids*, 0:13-29.

188. Weihua, Z., Saji, S., Mäkinen, S., Cheng, G., Jensen, E., Warner, M., and Gustafsson, J.Å. (2000, May). Estrogen receptor (ER) β, a modulator of ERα in the uterus. *Proc Natl Acad Sci USA*, 97(11): 5936-41.

189. Hamed, H., Caleffi, M., Fentiman, I.S., Thomas, B., and Bulbrook, R.D. (1991). Steroid hormones in lymph and blood from women with early breast cancer. *Eur J Cancer*, 27(1): 42-4.

190. Isamil, A.A., El Ridi, M.S., Abdel Hay, A., Kamel, G., Talaat, M., and Fayek, K.I. (1967). Hormones in lymph. (D) Role of lymphatic vessels in absorption of intramuscularly injected 131-I insulin and 131-I thyroxine. *Acta Physiol Acad Sci Hung*, 31(4): 321-30.

191. Albeaux-Fernet, M. and Franckson, J.R. (1952). Metabolism of steroid hormones in liver disease. I. Androgen overload and clearance test. *Ann Endocrinol (Paris)*, 13(1): 35-54.

192. Jerman, L.F. and Hey-Cunningham, A.J. (2015, Mar). The role of the lymphatic system in endometriosis: A comprehensive review of the literature. *Biol Reprod*, 92(3): 64.

193. Bulun, S.E., Cheng, Y.H., Pavone, M.E., Xue, Q., Attar, E., Trukhacheva, E., Tokunaga, H., Utsunomiya, H., Yin, P., Luo, X., Lin, Z., Imir, G., Thung, S., Su, E.J., Kim, J.J., et al. (2010). Estrogen receptor-beta, estrogen receptor-alpha, and progesterone resistance in endometriosis. *Seminars in Reproductive Medicine*, 28(1): 36-43.

194. Agostinho, L., Cruz, R., Osório, F., Alves, J., Setúbal, A., and Guerra, A. (2017). MRI for adenomyosis: A pictorial review. *Insights into Imaging*, 8(6): 549-56.

195. Sommer, S. and Fuqua, S.A. (2001, Oct). Estrogen receptor and breast cancer. *Semin Cancer Biol*, 11(5): 339-52.

196. Couse, J.F., Yates, M.M., Sanford, R., Nyska, A., Nilson, J.H., and Korach, K.S. (2004, Oct). Formation of cystic ovarian follicles associated with elevated luteinizing hormone requires estrogen receptor-beta. *Endocrinology*, 145(10): 4693-702.

197. Maruti, S.S., Lampe, J.W., Potter, J.D., Ready, A., and White, E. (2008). A prospective study of bowel motility and related factors on breast cancer risk. *Cancer Epidemiology, Biomarkers & Prevention: A Publication of the American Association for Cancer Research, Cosponsored by the American Society of Preventive Oncology*, 17(7): 1746-50.

198. Herynk, M.H. and Fuqua, S.A. (2007). Estrogen receptors in resistance to hormone therapy. *Adv Exp Med Biol*, 608: 130-43.

20 │ 長太胖 / 長太瘦

199. Nobile, C. and Johnson, A. (2015). Candida albicans biofilms and human disease. Annu Rev Microbiol, 69: 71-92.

21 │ 閉經

200. Odongkara Mpora, B., Piloya, T., Awor, S., Ngwiri, T., Laigong, P., Mworozi, E.A., and Hochberg, Z. (2014). Age at menarche in relation to nutritional status and critical life events among rural and urban secondary school girls in post-conflict northern Uganda. *BMC Women's Health*, 14:66. doi:10.1186/1472-6874-14-66.

201. Kissinger, D. and Sanchez, A. (1987, May). The association of dietary factors with the age of menarche. *Nutrition Research*, 7(5): 471-9.

202. Stafford, D.E. (2005). Altered hypothalamic-pituitary-ovarian axis function in young female athletes: Implications and recommendations for management. *Treat Endocrinol*, 4(3): 147-54.

203. AskMayoExpert (2018). Secondary amenorrhea. Rochester, Minn.: Mayo Foundation for Medical Education and Research.

22 | 蛀牙 / 口臭 / 牙齒怕冷怕熱

204. Driessens, F.C.M. (1982): Mineral Aspects of Dentistry. *Monogr Oral Sci*. Basel, Karger, vol 10: 72-90.

205. Steinman, R.R. and Leonora, J. (1971, Nov-Dec). Relationship of fluid transport through the dentin to the incidence of dental caries. *J Den Res*, 50(6): 1536-43.

206. Fish, E.W. and Ch, B. (1927, May). The circulation of lymph in dentin and enamel. *The Journal of American Dental Association*, 14(5): 804-17.

207. Solé-Magdalena, A., Martínez-Alonso, M., Coronado, C.A., Junquera, L.M., Cobo, J., and Vega, J.A. (2018, Jan). Molecular basis of dental sensitivity: The odontoblasts are multisensory cells and express multifunctional ion channels. *Ann Anat*, 215: 20-29.

208. Davari, Ar., Ataei, E., and Asarzadeh, H. (2013, Sep). Dentin hypersensitivity: Etiology, diagnosis and treatment; a literature review. *J Dent (Shiraz)*, 14(3): 136-45.

209. Tieche, J.M. and Leonora, J. (1989, Mar). Biolotical and chemical evidence for the existence of a porcine hypothalamic parotid hormone-releasing factor. *Biochem Biophys Res Commun*, 159(3): 899-906.

210. Steinman, R.R. and Leonora, J. (1971, Nov-Dec). Relationship of fluid transport through the dentin to the incidence of dental caries. *J Den Res*, 50(6): 1536-43.

211. Steinman, R.R. and Leonora, J. (2005). *Dentinal Fluid Transport*. United States: Loma Linda University Press.

212. Dixon, J.B. (2010). Lymphatic lipid transport: Sewer or subway? *Trends in Endocrinology and Metabolism: TEM*, 21(8): 480-7.

213. Singla, N., Acharya, S., Martena, S., and Singla, R. (2014, Jul-Aug). Effect of oil gum massage therapy on common pathogenic oral microorganisms-a randomized controlled trial. *J Indian Soc Periodontol*, 18(4): 441-6.

214. Jung, J.H., Lee, C.H., Son, S.H., Jeong, J.H., Jeong, S.Y., Lee, S.W., Lee, J., and Ahn, B.C. (2017, Jun). High prevalence of thyroid disease and role of salivary gland scintigraphy in patients with xerostomia. *Nucl Med Mol Imaging*, 51(2): 169-77.

215. Venturi, S. and Venturi, M. (2009). Iodine in evolution of salivary glands and in oral health. *Nutr Health*, 20(2): 119-34.

216. Ullah, R., Zafar, M.S., and Shahani, N. (2017, Aug). Potential fluoride toxicity from oral medicaments: A review. *Iran J Basic Med Sci*, 20(8): 841-8.

217. Kanduti, D., Sterbenk, P., and Artnik, B. (2016, Apr). Fluoride: A review of use and effects on health. *Mater Sociomed*, 28(2): 133-7.

218. United States Environmental Protection Agency. Basic Information on PFAS. Retrieved from https://www.epa.gov/pfas/basic-information-pfas.

219. 資料來源: https://www4.water.gov.tw/04_services/ser_F_con.asp?bull_id=6120.

23 │ 性早熟／性晚熟

220. Soliman, A., De Sanctis, V., and Elalaily, R. (2014). Nutrition and pubertal development. *Indian journal of Endocrinology and Metabolism*, 18(Suppl 1): S39-47.

221. Hoppe, C., Molgaard, C., and Michaelsen, K.F. (2006). Cow's milk and linear growth in industrialized and developing countries. *Annu Rev Nutr*, 26: 131-73.

222. Aksnes, L. and Aarskog, D. (1982, Jul). Plasma concentrations of vitamin D metabolites in puberty: Effect of sexual maturation and implication for growth. *J Clin Endocrinol Metab*, 55(1): 94-101.

223. Soliman, A., De Sanctis, V., and Elalaily, R. (2014). Nutrition and pubertal development. I*ndian Journal of Endocrinology and Metabolism*, 18(Suppl 1): S39-47.

224. Soliman, A., De Sanctis, V., and Elalaily, R. (2014). Nutrition and pubertal development. *Indian Journal of Endocrinology and Metabolism*, 18(Suppl 1): S39-47.

225. Holgaard, C. and Michaelsen, K.F. (2006). Cow's milk and linear growth in industrialized and developing countries. *Annu Rev Nutr*, 26: 131-73.

226. Aksnes, L. and Aarskog, D. (1982, Jul). Plasma concentrations of vitamin D metabolites in puberty: Effect of sexual maturation and implication for growth. *J Clin Endocrinol Metab*, 55(1): 99-101.

227. Peper, J.S., Brouwer, R.M.,van Leeuwen, M., Schnack, H.G., Boomsma, D.I., Kahn, R.S., and Hulshoff Pol, H.E. (2010, Jan). HPG-axis hormones during puberty: A study on the association with hypothalamic and pituitary volumes. *Psychoneuroendocrinology*, 35(1): 133-40.

24 ┃ 長不高 / 長太高

228. McEvoy, B.P. and Visscher, P.M. (2009, Dec). Genetics of human height. *Econ Hum Biol*, 7(3): 294-306.

229. Cutler, G.B. Jr. (1997, Apr). The role of estrogen in bone growth and maturation during childhood and adolescence. *J Steroid Biochem Mol Biol*, 61(3-6): 141-4.

230. Lager I. (199). The insulin-antagonistic effect of the counterregulatory hormones. *J Intern Med* (Suppl), 735: 41-7.

231. Rochira, V., Kara, E., and Carani, C. (2015). The endocrine role of estrogens on human male skeleton. *Int J Endocrinol*, 2015: 165215.

232. 同 231。

25 ┃ 牙齦發炎 / 牙垢 / 牙周病

233. Kina, J.R., Kina, J., Kina E., Kina M., and Soubhia, A. (2008, Jun). Presence of bacteria in dentinal tubules. *J Appl Oral Sci*, 16(3): 205-8.

234. Kreiger, N.S., Frick, K.K., and Bushinsky, D.A. (2004, Jul). Mechanism of acid-induced bone resorption. *Curr Opin Nephrol Hypertens*, 13(4): 423-36.

235. Liu, R., Bal, H.S., Desta, T., Krothapalli, N., Alyassi, M., Luan, Q., and Graves, D.T. (2006). Diabetes enhances periodontal bone loss through enhanced resorption and diminished bone formation. *Journal of Dental Research*, 85(6): 510-4.

236. Hienz, S.A., Paliwal, S., and Ivanovski, S. (2015). Mechanisms of Bone Resorption in Periodontitis. *Journal of Immunology Research*, 2015: 615486.

237. Pussinen, P., Laatikainen, T., Alfthan, G., Asikainen, S., and Jousilahti, P. (2003, Sep). Periodontitis is associated with a low concentration of vitamin C in plasma. *Clin Diagn Lab Immunol*, 10(5): 897-902.

26 ┃ 長期便祕 / 拉肚子

238. Xinias, I. and Mavroudi, A. (2015). Constipation in Childhood. An update on evaluation and management. *Hippokratia*, 19(1): 11-9.

239. Hellström, P.M., Nilsson, I., and Svenberg, T. (1995, Apr). Role of bile in regulation of gut motility. *J Intern Med*, 237(4): 395-402.

240. Bielefeldt, K., Tuteja, A., and Nusrat, S. (2016). Disorders of gastrointestinal hypomotility. F1000 Research, 5, F1000 Faculty Rev-1897.

241. Yaylali, O., Kirac, S., Yilmaz, M., Akin, F., Yuksel, D., Demirkan, N., and Akdag, B. (2010). Does hypothyroidism affect gastrointestinal motility? *Gastroenterology Research and Practice*, 2009: 529802.

242. Wang, S.X. and Wu, W.C. (2005, Apr). Effect of psychological stress on small intestinal motility and bacteria and mucosa in mice. *World J Gastrogenterol*, 11(13): 2016-21.

243. Raizada, V. and Mittal, R.K. (2008). Pelvic floor anatomy and applied physiology. *Gastroenterology Clinics of North America*, 37(3): 493-509, vii.

244. Carvalhais, A., Da Roza, T., Vilela, S., Jorge, R.N., and Bø, K. (2018, Dec). Association between physical activity level and pelvic floor muscle variables in women. *Int J Sports Med*, 39(13): 995-1000.

245. Andrews, C.N. and Storr, M. (2011). The pathophysiology of chronic constipation. *Canadian Journal of Gastroenterology*, 25 (Suppl B): 16-21B.

246. Forootan, M., Bagheri, N., and Darvishi, M. (2018). Chronic constipation: A review of literature. *Medicine*, 97(20): e10631.

247. Erdogan, A., Rao, S.S., Thiruvaiyaru, D., Lee, Y.Y., Coss Adame, E., Valestin, J., and O'Banion, M. (2016). Randomised clinical trial: Mixed soluble/insoluble fibre vs. psyllium for chronic constipation. *Aliment Parmacol Ther*, 44(1): 35-44.

27 ｜ 腸躁症 / 潰瘍性結腸炎（隆氏症）/ 乳糜瀉

248. Pascual, V., Dieli-Crimi, R., López-Palacios, N., Bodas, A., Medrano, L.M., and Núñez, C. (2014, May). Inflammatory bowel disease and celiac disease: Overlaps and differences. *World J Gastroenterol*, 7; 20(17): 4846-56.

28 ｜ 不睡或睡不好 / 夢遊 / 噩夢 / 盜汗

249. Buckley, T.M. and Schatzberg, A.F. (2005, May). On the interactions of the hypothalamic-pituitary-adrenal (HPA) axis and sleep: Normal HPA axis activity and circadian rhythm, exemplary sleep disorders. *J Clin Endocrinol Metab*, 90(5): 3106-14.

250. Chrousos, G., Vgontzas, A.N., and Kritikou, I. (2000-2016). *HPA Axis and Sleep*. South Dartmouth(MA): MDText.com, Inc.

251. Payne, J.D. and Nadel, L. (2004). Sleep, dreams, and memory consolidation: The role of the stress hormone cortisol. *Learning & Memory* (Cold Spring Harbor, N.Y.), 11(6): 671-8.

252. Nagy, T., Salavecz, G., Simor, P., Purebl, G., Bódizs, R., Dockray, S., and Steptoe, A. (2015, Aug). Frequent nightmares are associated with blunted cortisol awakening response in

women. *Physiology & Behavior*, 147:233-7.

253. Humphries, P., Pretorius, E., and Naudé, H. (2008, Apr). Direct and indirect cellular effects of aspartame on the brain. *Eur J Clin Nutr*, 62(4): 451-62.

254. Choudhary, A.K. and Lee, Y.Y. (2018, Jun). Neurophysiological symptoms and aspartame: What is the connection? *Nutr Neurosci*, 21(5): 306-16.

29 | 青春痘 / 頭皮屑 / 頭油

255. Rudramurthy, S.M., Honnavar, P., Dogra, S., Yegneswaran, P.P., Handa, S., and Chakrabarti, A. (2014). Association of Malassezia species with dandruff. *The Indian Journal of Medical Research*, 139(3): 431-7.

256. The role of androgen and androgen receptor in skin-related disorders. *Archives of Dermatological Research*, 304(7): 499-510.

257. Kumari, R. and Thappa, D.M. (2013, May). Role of insulin resistance and diet in acne. *Indian J Dermatol Venereol Leprol*, 79(3): 291-9.

258. Adebamowo, C.A., Spiegelman, D., Berkey, C.S., Danby, F.W., Rockett, H.H., Colditz, G.A., et al. (2008). Milk consumption and acne in teenagred boys. *J Am Acad Dermatol*, 58: 787-93.

259. Khajehpiri, Z., Mahmoudi-Gharaei, J., Faghihi, T., Karimzadeh, I., Khalili, H., and Mohammadi, M. (2014). Adverse reactions of Methylphenidate in children with attention deficit-hyperactivity disorder: Report from a referral center. *Journal of Research in Pharmacy Practice*, 3(4): 130-6.

30 | 結膜炎 / 砂眼

260. Azari, A.A. and Barney, N.P. (2013). Conjunctivitis: A systematic review of diagnosis and treatment. *JAMA*, 310 (16): 1721-9.

31 | 過動症

261. Blum, K., Chen, A.L., Braverman, E.R., Comings, D.E., Chen, T.J., Arcuri, V., Blum, S.H., Downs, B.W., Waite, R.L., Notaro, A., Lubar, J., Williams, L., Prihoda, T.J., Palomo, T., Oscar-Berman, M., et al. (2008). Attention-deficit-hyperactivity disorder and reward deficiency syndrome. *Neuropsychiatric Disease and Treatment*, 4(5): 893-918.

262. Johnson, R.J., Gold, M.S., Johnson, D.R., Ishimoto, T., Lanaspa, M.A., Zahniser, N.R., and

Avena, N.M. (2011). Attention-deficit / hyperactivity disorder: Is it time to reappraise the role of sugar consumption? *Postgraduate Medicine*, 123(5): 39-49.

263. Rada, P., Avena, N.M., and Hoebel, B.G. (2005). Daily bingeing on sugar repeatedly release dopamine in the accumbens shell. *Neuroscience*, 134(3): 737-44.

264. Bello, N.T. and Hajnal, A. (2006). Alterations in blood glucose levels under hyperinsulinemia affect accumbens dopamine. *Physiology & Behavior*, 88(1-2): 138-45.

265. Cipriani, S., Desjardins, C.A., Burdett, T.C., Xu, Y., Xu, K., and Schwarzschild, M.A. (2012). Protection of dopaminergic cells by urate requires its accumulation in astrocytes. *Journal of Neurochemistry*, 123(1): 172-81.

266. Shao, X., Lu, W., Gao, F., Li, D., Hu, J., Li, Y., Cen, X., et al. (2016, Oct). Uric acid induces cognitive dysfunction through hippocampal inflammation in rodents and humans. *J Neurosci*, 36(43): 10990-1005.

267. Antón, F.M., García Puig, J., Ramo, T., González, P., and Ordás, J. (1986, Apr). Sex differences in uric acid metabolism in adults: Evidence for a lack of influence of estradiol-17 beta(E2) on the renal handling of urate. *Metabolism*, 35(4): 343-8.

268. Faraone, S.V. (2018, Apr). The pharmacology of amphetamine and methylphenidate: Relevance to the neurobiology of attention-deficit / hyperactivity disorder and other psychiatric comorbidities. *Neurosci Biobehav Rev*, 87: 255-270.

269. Berman, S., O'Neill, J., Fears, S., Bartzokis, G., and London, E.D. (2008). Abuse of amphetamines and structural abnormalities in the brain. *Annals of the New York Academy of Sciences*, 1141: 195-220.

270. Lambert , N.M. and Hartsough, C.S. (1998). Prospective study of tobacco smoking and substance dependencies among samples of ADHD and non-ADHD participants. *J Learn Disabil*, 31(6): 533-44.

271. Johnson, R.J., Gold, M.S., Johnson, D.R., Ishimoto, T., Lanaspa, M.A., Zahniser, N.R., and Avena, N.M. (2011). Attention-deficit / hyperactivity disorder: Is it time to reappraise the role of sugar consumption? *Postgraduate Medicine*, 123(5): 39-49.

32 ｜ 自閉症 / 亞斯伯格症

272. Shaw, C.A. and Tomljenovic, L. (2013). Aluminum in the central nervous system (CNS): Toxicity in humans and animals, vaccine adjuvants, and autoimmunity. *Immunologic Research*, 56 (2-3): 304-16.

273. Shaw, C.A., Seneff, S., Kette, S.D., Tomljenovic, L., Oller, Jr., J.W., and Davidson, R.M.

(2014). Aluminum-induced entropy in biological systems: Implications for neurological disease. *Journal of Toxicology*, 491316.

274. Mold, M., Umar, D., King, A., and Exley, C. (2018, Mar). Aluminium in brain tissue in autism. *J Trace Elem Med Biol*, 46: 76-82.

275. Khan, Z., Combadière, C., Francois, A., Valérie, I., François, L., Exley, C., Cadussseau, J., et al. (2013). Slow CCL2-dependent translocation of biopersistent particles from muscle to brain. *BMC Medicine*, 11: 99.

276. Miller, N. (2016, Winter). Aluminum in childhood vaccines is unsafe. *Journal of American Physicians and Surgeons*, 21: 4.

277. Wennberg, A. (1994). Neurotoxic effects of selected metals. *Scand J Work Environ Health*, 20 Spec, No: 65-71.

278. 同 276。

279. Langford, N. and Ferner, R. (1999, Oct). Toxicity of mercury. *J Hum Hypertens*, 13(10): 651-6.

280. Podgorskiĭ, V.S., Kasatkina, T.P., and Lozovaia, O.G. (2004, Jan-Feb). Yeast-biosorbents of heavy metals. *Mikrobiol Z*, 66(1): 91-103.

281. Breton, J., Massart, S., Vandamme, P., De Brandt, E., Pot, B., and Foligné, B. (2013). Ecotoxicology inside the gut: Impact of heavy metals on the mouse microbiome. *BMC Pharmacology & Toxicology*, 14: 62.

282. Strati, F., Cavalieri, D., Albanese, D., De Felice, C., Donati, C., Hayek, J., Jousson, O., Leoncini, S., Renzi, D., Calabrò, A., De Filippo, C., et al. (2017). New evidences on the altered gut microbiota in autism spectrum disorders. *Microbiome*, 5(1): 24.

283. Mohd Bakri, M., The expression of Candida albicans acetaldehyde producing enzymes in C. albicans infected mucosal lesions: a potential role in some oral cancers. *Univ of Otago*, 2011.

284. von Rosenvinge, E.C., O'May, G.A., Macfarlane, S., Macfarlane, G.T., and Shirtliff, M.E. (2013). Microbial biofilms and gastrointestinal diseases. *Pathogens and Disease*, 67(1): 25-38.

285. Macfarlane, S. and Dillon, J.F. (2007, May). Microbial biofilms in the human gastrointestinal tract. *J Appl Microbiol*, 102(5): 1187-96.

286. Swaran, F. and Vidhu, P. (2010, Jul). Chelation in metal intoxication. *Int J Environ Res Public Health*, 7(7): 2745-88.

287. Wooltorton, E. (2003). Too much of a good thing? Toxic effects of vitamin and mineral

supplements. *CMAJ(Canadian Medical Association Journal = Journal de L'Association Medicale Canadienne)*, 169(1): 47-8.

288. Children's Hospital of Philadelphia. (2018, April 24). Vaccine Ingredients-Thimerosal. Retrieved from https://www.chop.edu/centers-programs/vaccine-education-center/vaccine-ingredients/thimerosal.

289. Julie Obradovic. (2008, November 19). The Only Thimerosal Free Vaccination Schedule. Retrieved from https://www.ageofautism.com/2008/11/the-only-thimer.html.

33 | 脊椎側彎 / 長短腳

290. Thiesen, G., Gribel, B.F., and Freitas, M.P. (2015). Facial asymmetry: A current review. *Dental Press Journal of Orthodontics*, 20(6): 110-25.

291. Kanchan, T., Mohan, T.S., Pradeep, K.G., and Yoganarasimha, K. (2008, Apr). Skeletal asymmetry. *J Forensic Leg Med*, 15(3): 177-9.

292. Garcia-Zozaya, I.A. (2006). Adrenal insufficiency in acute spinal cord injury. *The Journal of Spinal Cord Medicine*, 29(1): 67-9.

293. Haller, G., McCall, K., Sadler, B., Antunes, L., Nikolov, M., Whittle, J., and Gurnett, C. (2018). A missense variant in SLC39A8 is associated with severe idiopathic scoliosis. *Nature Communications*, 9, 4171, 1-7.

294. Rui, L. (2014, Jan). Energy metabolism in the liver. *Compr Physiol*, 4(1): 177-97.

295. McKay, L. and Cidlowski, J.A. (2003). *Physiologic and Pharmacologic Effects of Corticosteroids*, Hamilton (ON): BC Decker.

296. Champagne, E.T. (1989). Low gastric hydrochloric acid secretion and mineral bioavailability. *Adv Exp Med Biol*, 249: 173-84.

297. Bronner, F., and Pansu, D. (1999, Jan). Nutritional aspects of calcium absorption. *J Nutr*, 129(1): 9-12.

298. Hess, M.W., Hoenderop, J.G., Bindels, R.J., and Drenth, J.P. (2012). Systematic review: Hypomagnesaemia induced by proton pump inhibition. *Aliment Pharmacol Ther*, 36:405-13.

299. Russel, R.M., Golner, B.B., Krasinski, S.D., et al. (1988). Effect of antacid and H2 receptor antagonists on the intestinal absorption of folic acid. *J Lab Clinc Med*, 112:458-63.

300. Iskandar, B.J., Nelson, A., Resnick, D., et al. (2004, Aug). Folic acid supplementation enhances repair of the adult central nervous system. *Ann Neurol*, 56(2): 221-7.

301. Sturniolo, G.C., Montino, M.C., Rosetto, L., Martin, A., and D'Inca a, R. (1991, Aug). Inhibition of gastric acid secretion reduces zinc absorption in man. *J Am Coll Nutr*, 10(4):

372-5.

34 | 貧血

302. Gasche, C., Lomer, M.C., Cavill, I., and Weiss, G. (2004). Iron, anaemia, and inflammatory bowel diseases. *Gut*, 53(8): 1190-7.

303. National Institute of Diabetes and Digestive and Kidney Diseases. (2015, July). *Gastritis*. https://www.niddk.nih.gov/health-information/digestive-diseases/gastritis

304. Kohgo, Y., Ikuta, K., Ohtake, T., Torimoto, Y., and Kato, J. (2008). Body iron metabolism and pathophysiology of iron overload. *International Journal of Hematology*, 88(1): 7-15.

305. Jacobs, A. and Miles, P.M. (1969). Role of gastric secretion in iron absorption. *Gut*, 10(3): 226-9.

306. 同 305。

307. Finegold, S.M. (1969). Intestinal bacteria. The role they play in normal physiology, pathologic physiology, and infection. *California Medicine*, 110(6): 455-9.

308. MedlinePlus (2019, January 28). Drug-induced immune hemolytic anemia. https://medlineplus.gov/ency/article/000578.htm

309. Stellacci, E., Di Noia, A., Di Baldassarre, A., Migliaccio, G., Battistini, A., and Migliaccio, A.R. (2009). Interaction between the glucocorticoid and erythropoietin receptors in human erythroid cells. *Experimental Hematology*, 37(5): 559-72.

310. Gammella, E., Buratti, P., Cairo, G., and Recalcati, S. (2014, Aug). Macrophages: Central regulators of iron balance. *Metallomics*, 6(8): 1336-45.

311. Soares, M.P. and Hamza, I. (2016). Macrophages and Iron Metabolism. *Immunity*, 44(3): 492-504.

312. Cherayil, B.J., Ellenbogen, S. and Shanmugam, N.N. (2011). Iron and intestinal immunity. *Current Opinion in Gastroenterology*, 27(6): 523-8.

313. Kulnigg, S. and Gasche, C. (2006, Dec). Systematic review: Managing anaemia in Crohn's disease. *Alment Pharmacol Ther*, 24(11-12): 1507-23.

314. Stellacci, E., Di Noia, A., Di Baldassarre, A., Migliaccio, G., Battistini, A., and Migliaccio, A.R. (2009). Interaction between the glucocorticoid and erythropoietin receptors in human erythroid cells. *Experimental Hematology*, 37(5): 559-72.

315. Alexeev, E.E., He, X., Slupsky, C.M., and Lönnerdal, B. (2017). Effects of iron supplementation on growth, gut microbiota, metabolomics and cognitive development of rat pups. *PLOS One*, 12(6).

316. Lozoff, B., Castillo, M., Clark, K.M., and Smith, J.B. (2012, Mar). Iron-fortified vs low-iron infant formula: Developmental outcome at 10 years. *Arch Pediatr Adolesc Med*, 166(3): 208-15.

35 | 口瘡 / 嘴巴破

317. Carr, A.C. and Maggini, S. (2017, Nov). Vitamin C and immune function. *Nutrients*, 9(11): 1211.

318. Blair, M.G., Pigman, W., and Holley, H.L. (1957, Apr). Vitamin C and diseases of the connective tissues. *Rheumatism*, 13(2): 52-8.

319. Gaby, A.R. (2006, Jun). Natural remedies for Herpes simplex. *Altern Med Rev*, 11(2): 93-101.

320. Stier, H., Ebbeskotte, V. and Gruenwald, J. (2014). Immune-modulatory effects of dietary Yeast Beta-1,3/1,6-D-glucan. *Nutrition journal*, 13:38.

321. Aditi, A. and Graham, D.Y. (2012). Vitamin C, gastritis, and gastric disease: A historical review and update. *Digestive Diseases and Sciences*, 57(10): 2504-15.

36 | 口腔長泡

322. Koch, M. and Iro, H. (2017). Salivary duct stenosis: Diagnosis and treatment. Stenosi duttali salivari: Diagnosi e terapia. *Acta Otorhinolaryngologica Italica: Organo Ufficiale Della Società Italiana di Otorinolaringologia e Chirurgia Cervico-Facciale*, 37(2): 132-41.

37 | 青少年情緒波動 / 頭痛

323. Romeo, R.D. (2013). The Teenage Brain: The Stress Response and the Adolescent Brain. *Current Directions in Psychological Science*, 22(2): 140-5.

324. Gonder-Frederick, L.A., Cox, D.J., Bobbitt, S.A., and Pennebaker, J.W. (1989). Mood changes associated with blood glucose fluctuations in insulin-dependent diabetes mellitus. *Health Psychol*, 8(1): 45-59.

國家圖書館出版品預行編目（CIP）資料

根治飲食：0-18歲成長學習關鍵食育篇 / 賴宇凡著.
-- 第一版. -- 臺北市：遠見天下文化, 2019.08
　面；　公分 . -- (健康生活 ; BGH189)
ISBN 978-986-479-696-0(平裝)

1.健康飲食 2.健康法

411.3　　　　　　　　　　　　108007950

健康生活 BGH 189

根治飲食：0～18 歲成長學習關鍵食育篇
59 種兒童青少年疾病 × 130 種生長發育問題全面預防療癒對策

作者 —— 賴宇凡

總編輯 —— 吳佩穎
人文館總監 —— 楊郁慧
插畫 —— 小瓶仔（特約）
封面設計 —— 謝佳穎（特約）
封面照片 —— 鄉村人商店提供
內頁設計及排版 —— 蔚藍鯨（特約）

出版者 —— 遠見天下文化出版股份有限公司
創辦人 —— 高希均、王力行
遠見・天下文化 事業群董事長 —— 高希均
事業群發行人／CEO —— 王力行
天下文化社長 —— 林天來
天下文化總經理 —— 林芳燕
國際事務開發部兼版權中心總監 —— 潘欣
法律顧問 —— 理律法律事務所陳長文律師
著作權顧問 —— 魏啓翔律師
社址 —— 臺北市104松江路93巷1號
讀者服務專線 —— 02-2662-0012｜傳真 —— 02-2662-0007；02-2662-0009
電子郵件信箱 —— cwpc@cwgv.com.tw
直接郵撥帳號 —— 1326703-6　遠見天下文化出版股份有限公司

製版廠 —— 中原造像股份有限公司
印刷廠 —— 中原造像股份有限公司
裝訂廠 —— 中原造像股份有限公司
登記證 —— 局版臺業字第2517號
總經銷 —— 大和書報圖書股份有限公司｜電話 —— 02-8990-2588
出版日期 —— 2019 年 8 月 20 日第一版第一次印行
　　　　　　2023 年 3 月 16 日第一版第五次印行

定價 —— NT 500 元
ISBN —— 978-986-479-696-0
書號 —— BGH 189
天下文化官網 —— bookzone.cwgv.com.tw